INGE HOFMANN

Rester mince
après 40 ans

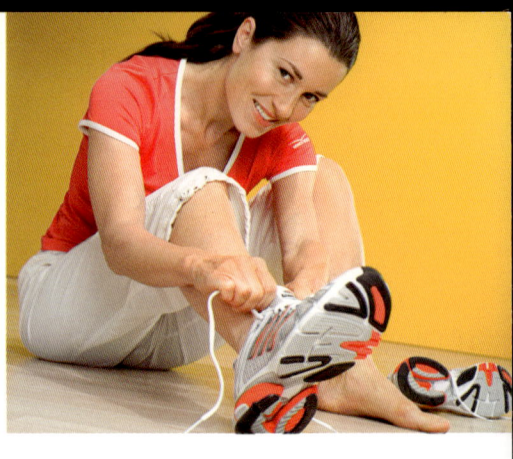

THÉORIE

PRATIQUE

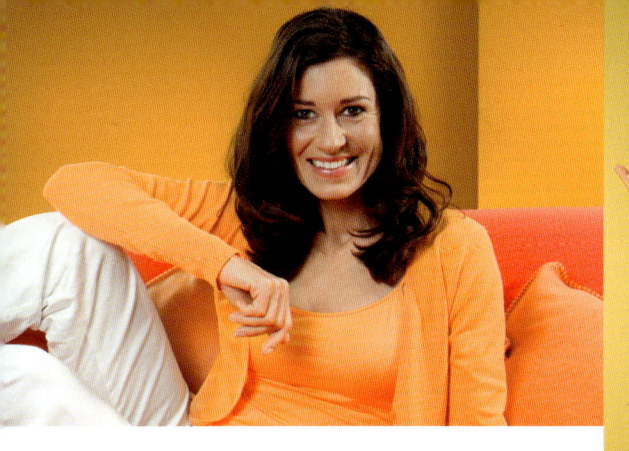

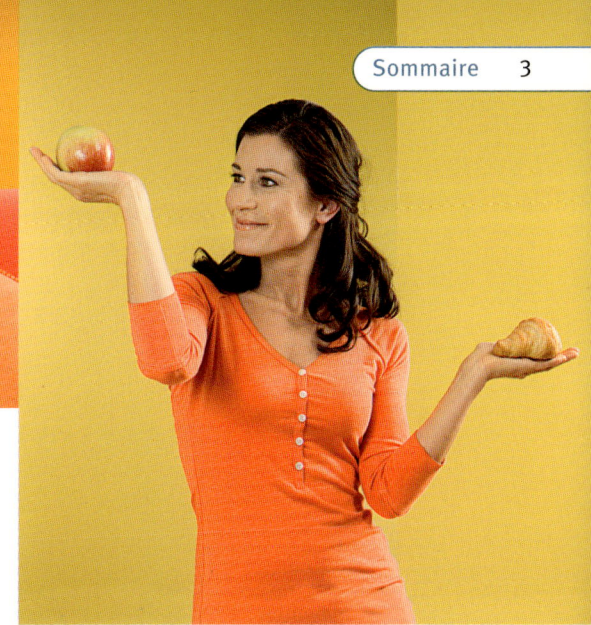

Docteur ès sciences naturelles et biochimiste, Inge Hofmann collabore depuis des années avec beaucoup de bonheur à des revues et des ouvrages scientifiques. Elle a écrit de nombreux titres à succès sur le bien-être, notamment sur l'alimentation, le système immunitaire et le vieillissement. Elle a reçu en 2000 le prix du journalisme par la Deutsche Gesellschaft für Ernährung (équivalent allemand du Centre de recherche et d'information nutritionnelles).

PRÉAMBULE

Ce scénario vous dit certainement quelque chose : malgré le sport, votre ventre continue de s'arrondir et vos muscles de se ramollir ? Vous ne mangez « presque rien » et vous grossissez quand même ? C'est comme ça : après 40 ans, il est de plus en plus difficile de ne pas prendre du poids, sans parler de mincir. Même les femmes qui n'ont jamais eu de problèmes de poids commencent à s'inquiéter de leur ligne. Pourquoi ? Sommes-nous devenues trop fainéantes et ne bougeons-nous plus assez ? Notre alimentation est-elle trop riche ? Les kilos qui s'accumulent sont-ils liés à une maladie mystérieuse ? Pas de panique, les causes sont purement biologiques : dans la jeunesse, le métabolisme brûle les kilos superflus en un clin d'œil et maints écarts alimentaires ou caloriques sont ainsi aisément réparés. Avec l'âge, il ne cesse de ralentir et les apports énergétiques superflus sont plus aisément stockés dans les dépôts adipeux. Parallèlement, l'appétit augmente. Cela vient des hormones, programmées différemment sur le plan génétique après 40 ans. C'est de là que viennent la fonte de la masse musculaire et les bourrelets tenaces sur les hanches, la taille et les épaules. Cependant, ce changement de métabolisme après 40 ans ne signifie nullement que l'on n'est plus séduisante passé cet âge. Au contraire !
Vous pouvez rester plus belle que jamais : ce guide vous indique tout ce qu'il faut savoir pour retrouver la forme – et la garder. Ce n'est pas difficile, il suffit d'adapter votre style de vie à votre nouveau métabolisme. Évitez les régimes de famine et le sport à outrance. Adoptez un mode de vie plus intelligent et soyez en permanence à l'écoute de votre corps. Non seulement, vous retrouverez votre ligne, mais vous serez aussi en meilleure santé. C'est par ailleurs un très bon moyen pour retarder le vieillissement. Dès demain, vous aurez l'air plus jeune et en meilleure forme. Alors, commencez sans attendre ! Que mes vœux de succès vous accompagnent.

Docteur Inge Hofmann

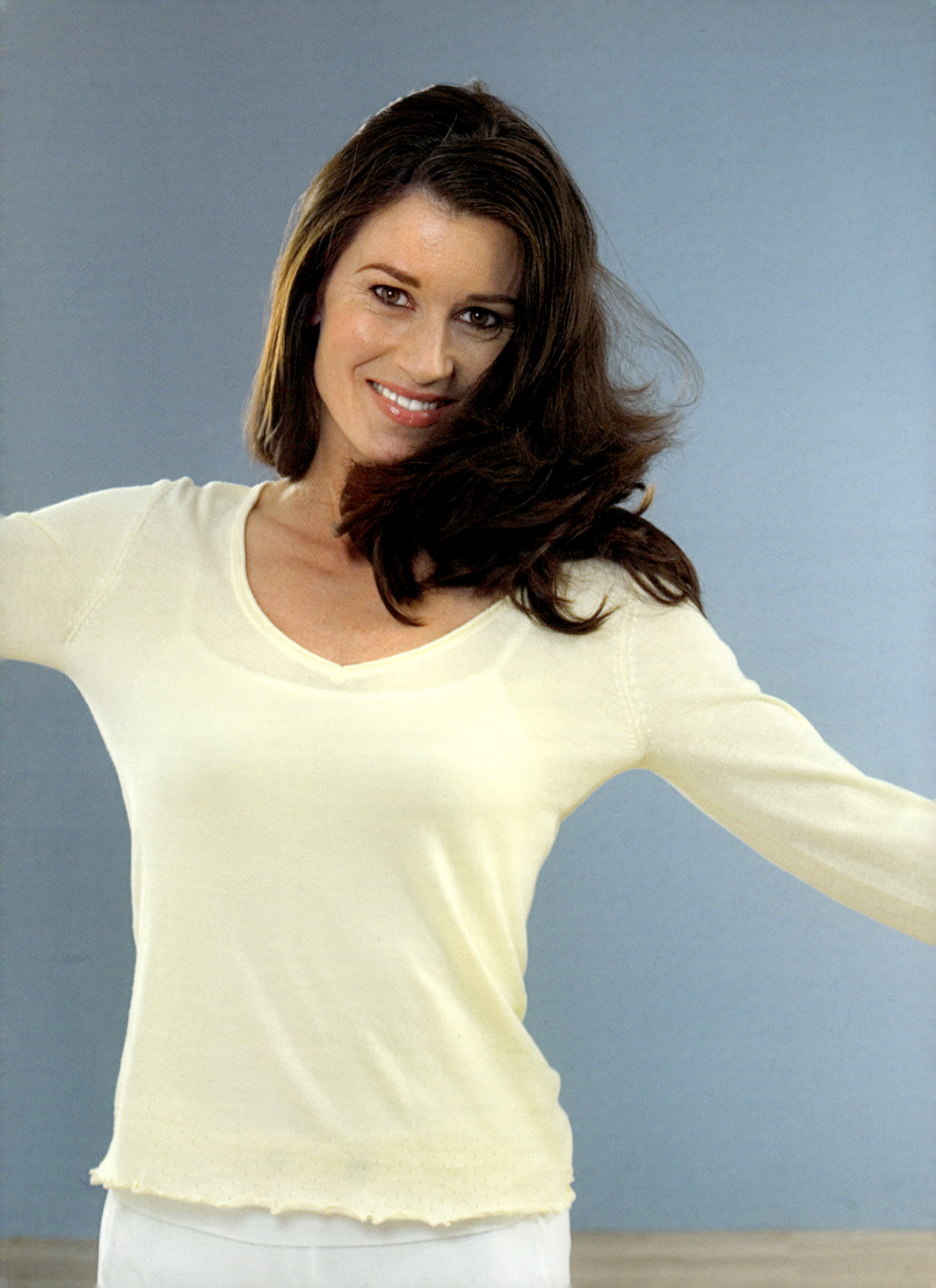

MINCE POUR LA VIE

Pour conserver la ligne, il n'est pas nécessaire de se priver.
Apprenez à déjouer les principaux pièges du métabolisme
et vous retrouverez votre ligne biologique idéale.

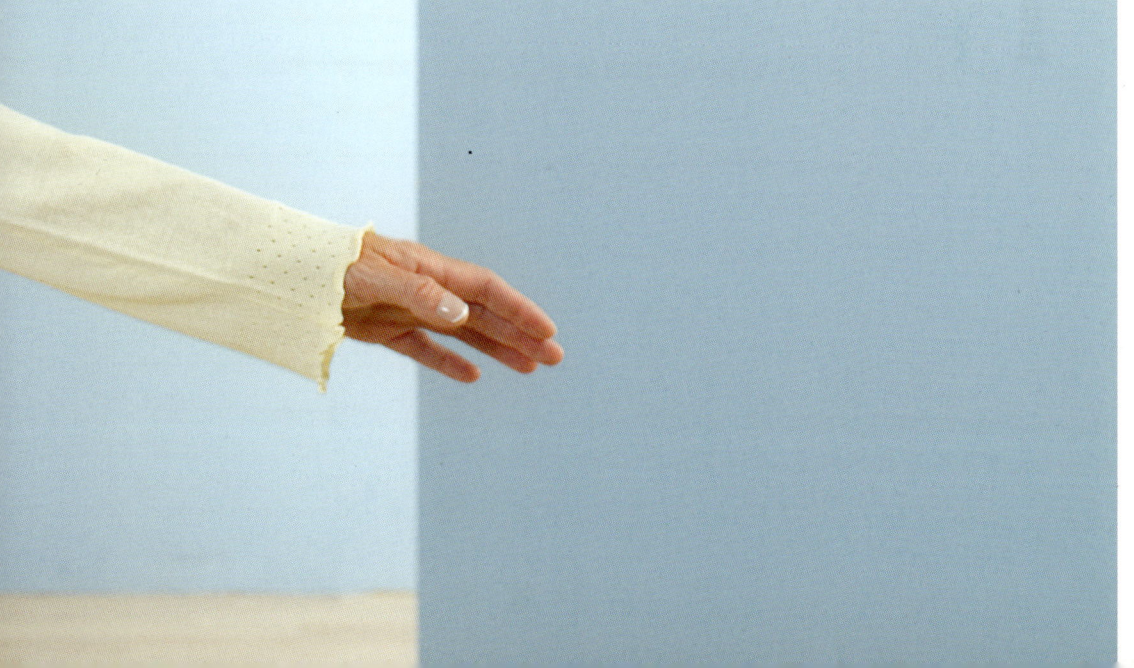

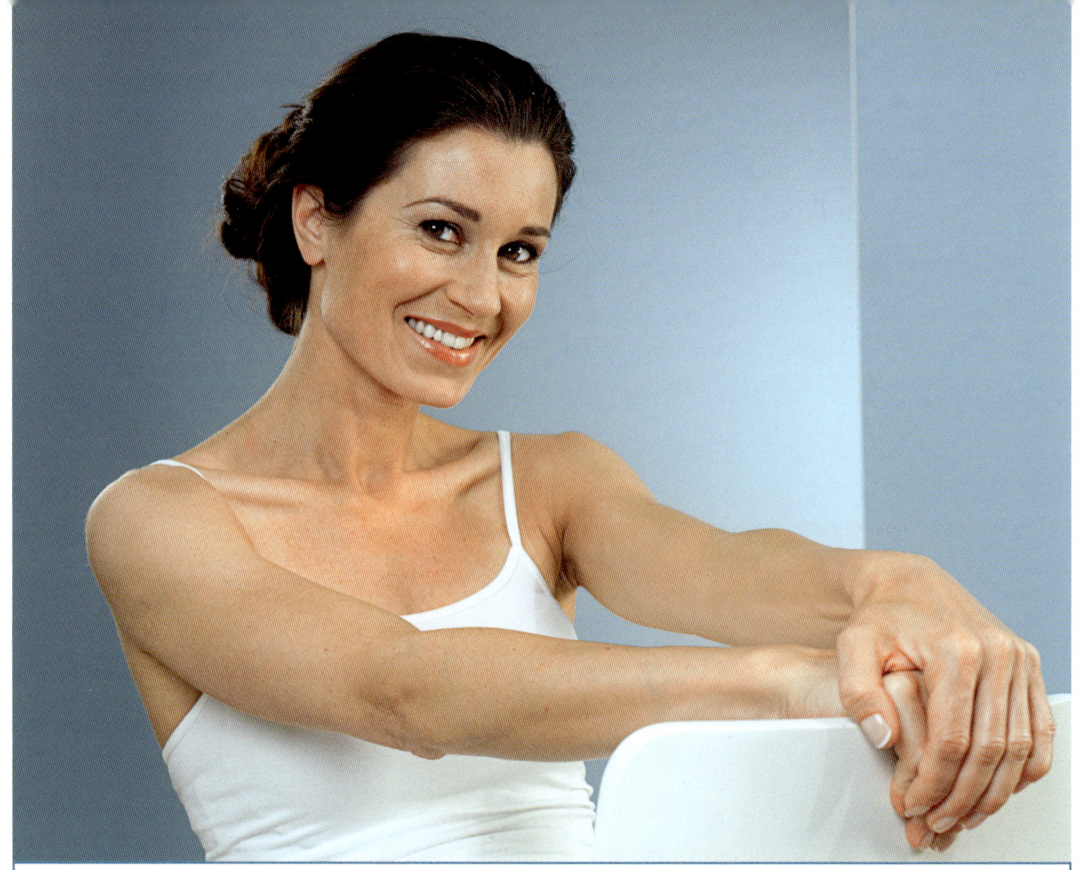

À 40 ans, plus séduisante que jamais

Sarah Jessica Parker, Teri Hatcher, Sophie Marceau, difficile de croire que ces femmes séduisantes ont toutes plus de 40 ans. Cependant, ce n'est pas un privilège réservé aux stars que d'être, à cet âge, bien plus rayonnantes que des femmes plus jeunes. Être belle à 40 ans, c'est à la portée de chacune d'entre nous. Pour ce faire, il suffit d'exploiter les toutes dernières découvertes scientifiques pour vous maintenir en pleine forme et conserver une belle silhouette élancée. D'autre part, à 40 ans et plus, vous savez très bien ce qui vous va et vous ne sacrifiez plus à chaque nouvelle fantaisie de la mode. Avec une belle silhouette, une tenue adaptée est le meilleur moyen de conserver une apparence sublime. Dans ce guide, vous apprendrez à changer de mode de vie pour garder ou retrouver votre ligne de manière naturelle. Avantage non négligeable, vous gagnerez sur le plan de la vitalité, de la santé et du bien-être – ce qui transparaîtra sur votre mine !

Mais que se passe-t-il donc dans le corps au passage de la barrière magique des 40 ans ? Pour simplifier : le métabolisme n'est plus aussi efficace. Par rapport à une personne d'une vingtaine d'années, le rythme métabolique s'est ralenti d'environ 10 à 15 %. Aussi, si vous continuez à manger comme à 20 ans, vous prendrez automatiquement toujours plus de poids. Par ailleurs, l'organisme transforme toujours plus les muscles en graisses, ce qui ne facilite pas la perte de poids. Et pour couronner le tout, la femme est programmée pour stocker plus efficacement les graisses que l'homme. Au moment de la grossesse, nous sommes programmées pour assurer simultanément l'apport énergétique de deux individus. Et ce programme fonctionne notre vie durant, même lorsque les années de la fécondité sont depuis longtemps dépassées.

Un fossé entre métabolisme et mode de vie

Avec l'âge, le métabolisme ne fonctionne plus de façon aussi équilibrée que par le passé : c'est la faute aux hormones. L'organisme retient plus facilement l'énergie dans les cellules et la stocke sous forme de graisses. Des cellules graisseuses qui sont protégées avec ardeur. Parallèlement, le quotidien change. Lorsqu'une femme atteint 40 ans, elle est souvent assise plus longtemps. Les enfants ne la sollicitent plus autant, sur le plan physique du moins. Malgré tout, il n'y a pas de place pour le sport dans l'emploi du temps quotidien. Nous sortons plus souvent manger (pour des repas d'affaires), par manque de temps, nous recourons plus souvent aux plats tout préparés et à la restauration rapide, et nous nous déplaçons de préférence en voiture. Le fossé se creuse de plus en plus entre le bien-être de l'organisme et notre mode de vie. Le symptôme le plus visible est la prise de poids !

IMPORTANT

La solution à l'épineux problème de la prise de poids après 40 ans réside précisément dans son origine : adaptez vos habitudes de vie à la modification du rythme métabolique et familiarisez-vous avec les nouvelles règles minceur pour atteindre votre poids idéal.

PAS DE RÉGIME APRÈS 40 ANS !

Après 40 ans, les régimes vous feront peut-être perdre quelques kilos au début, mais vous en reprendrez davantage par la suite. Les mécanismes de survie du corps agissent en effet de manière implacable, et toute réduction d'apport calorique est vécue comme une situation d'urgence par le corps. Résultat : celui-ci réduit la consommation énergétique pour économiser le carburant des calories. Chaque calorie des aliments est exploitée à plein. L'envie de manger augmente, vous avez tout le temps faim. Plus vous cédez aux régimes, plus le corps renforce le programme d'urgence, et plus vous reprenez de poids (l'effet « yo-yo »).

Le surpoids n'est pas le seul risque lié à l'abus de régimes. Ainsi, une perte de poids trop rapide compte parmi les facteurs de risque d'apparition de calculs biliaires. Des scientifiques ont en outre découvert que des variations fréquentes du poids (« weight cycling ») peuvent entraîner une réduction de la densité osseuse et favoriser l'ostéoporose. Enfin et surtout, la peau pâtit des régimes de famine. Elle perd en effet de son élasticité. Suite à l'alternance fréquente entre perte et prise de poids, elle devient flasque – comme un élastique trop souvent étiré. Pour mettre fin à ce cercle vicieux, adoptez un nouveau mode de vie.

La bonne entente avec votre métabolisme

Pour gagner ce combat – ou mieux encore, l'éviter –, une attitude s'impose : faites de votre métabolisme un allié et non plus un ennemi. Apprenez à équilibrer vos besoins et votre mode de vie pour retrouver votre ligne biologique idéale, autrement dit, pour donner à votre corps exactement ce dont il a besoin. Apprenez à retrouver l'équilibre sur le plan du métabolisme, des hormones et des cellules graisseuses. Apprenez à mieux vous connaître, ainsi que vos besoins biologiques.

Non seulement vous retrouverez la ligne, mais vous vous sentirez mieux et en meilleure santé. Avec le retour à l'équilibre biologique, vous serez plus radieuse que jamais. Les années après la quarantaine seront les plus belles de votre vie !

Plus grande fragilité du corps et de l'esprit

Le processus est souvent insidieux : les problèmes professionnels et familiaux nous rendent irritables. Les embouteillages ou la queue au supermarché nous mettent dans une rage folle. Mais l'esprit n'est pas le seul à être fragilisé, le corps aussi : si l'on récupérait sans peine d'une nuit blanche à 20 ans, on en ressent désormais lourdement les effets le lendemain. De même, un morceau de gâteau ou une glace laisse souvent des traces bien visibles sur le ventre ou les hanches. Après 40 ans, les femmes sont particulièrement exposées à la prise de poids. Cela provient non seulement du stress – travail, ménage, etc. – mais aussi des changements hormonaux.

Garantes jusqu'alors d'un 90-60-90 et de bonne humeur chez les femmes, les hormones les abandonnent, mais la prise de poids s'explique aussi par un autre facteur également valable pour les hommes : la combustion métabolique n'est plus aussi efficace. Même les femmes qui s'entraînent régulièrement et ont un poids normal notent à un moment ou à un autre une accumulation de bourrelets tenaces au ventre et à la taille.

Rythme métabolique et kilos

Si une jeune femme de 20 ans a besoin quotidiennement de 2 000 calories, on peut facilement soustraire 300 calories à 45 ans, soit deux cannettes de soda, une part de gâteau à la crème ou trois bananes. Si vous ne réduisez pas l'apport calorique, vous pouvez prendre jusqu'à 500 g en quinze jours, soit à peu près 12 kg par an.

Si vous essayez, dans une telle situation, de résoudre le problème par des régimes, vous obtiendrez exactement le contraire de l'effet recherché : vous perdrez de la masse musculaire si précieuse, toujours plus remplacée par de la graisse. L'organisme affamé puise en effet dans les muscles pour fabriquer de l'énergie. Les besoins vitaux de l'organisme baissent, et il vous faut manger encore moins pour ne pas grossir. C'est un cercle vicieux qui s'enclenche alors.

IMPORTANT

Les femmes en post-ménopause (période qui suit l'arrêt définitif des règles) ont tendance à l'hypothyroïdie. Le métabolisme continue de ralentir. Garder la ligne s'avère de plus en plus malaisé. N'hésitez pas à consulter un médecin.

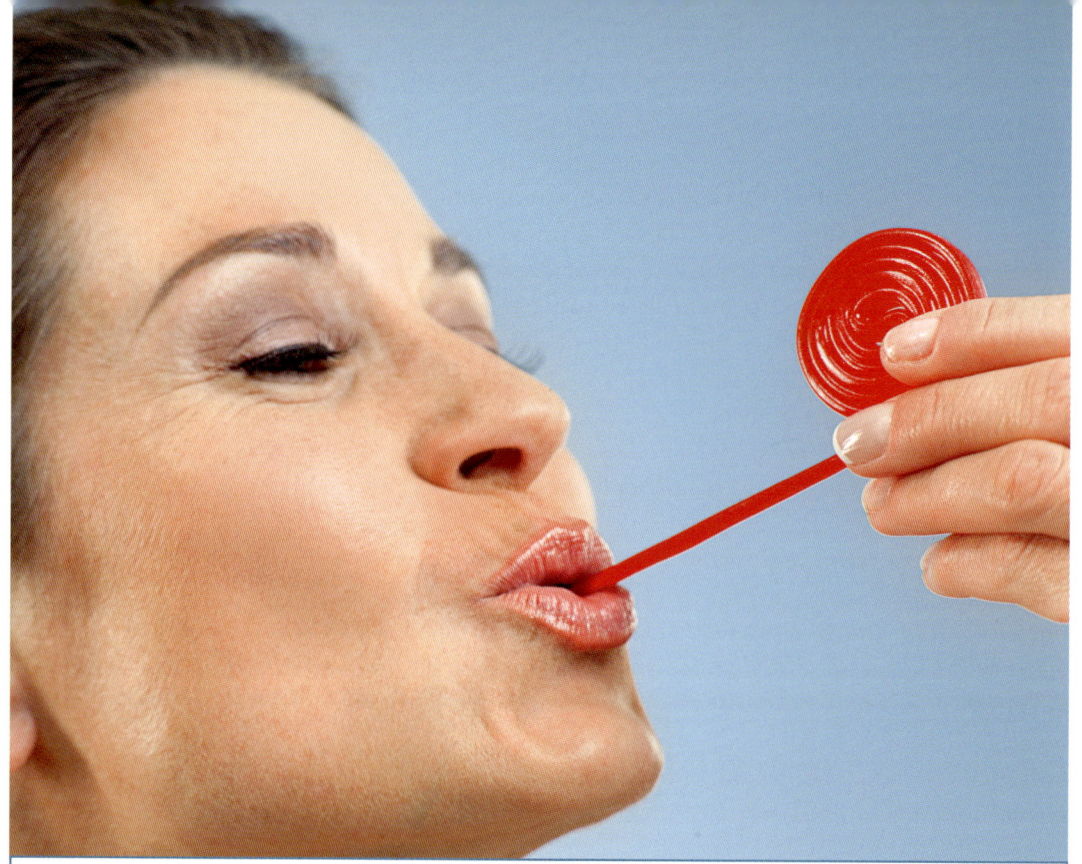

La faim naît dans le cerveau

Vous aurez déjà certainement remarqué que la sensation de faim est bien plus obsédante que celle de satiété. Alors que la première nous pousse invariablement à manger, nous obéissons moins facilement à la seconde. Cela s'explique aisément : alors qu'un jeûne complet de 45 jours conduit à la mort, l'excès de nourriture n'entraîne aucun danger immédiat.

Par ailleurs, on ne peut réduire la faim à de simples borborygmes. C'est un mécanisme hautement complexe, régulé par de nombreuses hormones. Ainsi, suivant un autre mécanisme de survie naturel, il existe également plus de signaux pour la faim que pour la satiété. Avec l'âge, les changements hormonaux font que l'organisme perçoit les premiers plus facilement ; ils peuvent alors se traduire par des envies compulsives de manger. C'est pourquoi il est important de mieux comprendre la sensation de faim.

Qu'est-ce que la faim ?

La prise d'aliments est régulée par un grand nombre de substances, principalement des peptides, qui sont de petites chaînes d'acides aminés (les plus petits composants des protides). Les chercheurs pensent que la sensation de faim ou de satiété est déterminée par une centaine de neurotransmetteurs. Les effets de certains d'entre eux sont déjà bien connus. Ainsi, la leptine annihile-t-elle la sensation de satiété et la grehline stimule-t-elle l'envie de manger. Dernièrement, on a également découvert que certains éléments du métabolisme du cholestérol exerçaient une influence sur l'appétit et régulaient le stockage des graisses.

Le cerveau est un ordinateur central qui régit aussi bien l'absorption que la dépense d'énergie, mais également le métabolisme énergétique. Pour réguler le poids du corps, il doit mesurer en permanence le bilan énergétique et établir un équilibre entre faim et satiété. Pour simplifier, on peut s'imaginer un centre de la satiété et un centre de la faim qui s'opposent. Le centre de la faim réagissant de manière prioritaire, il est par conséquent pratiquement impossible de résister à la faim. Comme elle est l'une des pulsions primaires de l'être humain, celui-ci cherche alors automatiquement à manger. D'autres modèles de comportement nécessaires à sa (sur)vie, par exemple la recherche d'un partenaire sexuel, sont étouffés. Ainsi, toute personne qui a faim pense obligatoirement à manger. Elle ne manque en rien de caractère, elle suit tout simplement un programme biologique inéluctable.

Rassasiement ou satiété ?

Les scientifiques font le distinguo entre rassasiement et satiété. Même si l'ingestion d'aliments sert au bout du compte à faire le

MÉCANISME DE SURVIE

Par nature, il nous est facile de prendre du poids : dans nos gènes, il n'existe aucun remède contre les dangers de la suralimentation. Au contraire, toute une série de stratégies très élaborées nous poussent à manger pour nous protéger (comme par le passé) contre la famine.

plein des réservoirs d'énergie, nous arrêtons généralement de manger avant que les substances nutritives n'aient été assimilées par l'organisme.

Nous sommes alors rassasiées. Les signaux correspondants ne régulent pas le bilan énergétique, mais essentiellement la durée et la fréquence des repas. La satiété, qui s'installe seulement à la fin du repas, est l'état qui prévaut jusqu'à la réapparition de la sensation de faim.

Ai-je encore faim ?

Le cerveau est informé de la composition chimique des substances présentes dans le tube digestif de deux manières. D'une part, certains nerfs jouant le rôle de capteurs mesurent en permanence le type et le volume du contenu du tube digestif, et transmettent les messages correspondants au cerveau. D'autre part, certaines cellules de la muqueuse intestinale sécrétant des hormones (appelées cellules endocrines) peuvent mesurer l'état de satiété de l'estomac ou de l'intestin. En présence d'acide gastrique, d'acides aminés ou de glucides, elles réagissent en libérant certaines hormones peptidiques – formées d'acides aminés – qui transmettent, elles aussi, des messages au cerveau. L'une de ces hormones peptidiques, libérée dans le sang par l'arrivée des graisses dans l'estomac, est la cholécystokinine. Elle envoie au cerveau un signal de satiété, qui lui parvient, mais, cette fois, avec un certain retard.

L'ÉCOUTE DU CORPS
Par l'écoute du corps, on peut différencier les signaux qu'il envoie, notamment savoir quand on se sent rassasiée et incitée à arrêter de manger, et quand on est vraiment rassasiée et qu'on n'a plus faim du tout.

ESPACEZ VOS PRISES ALIMENTAIRES

Si les mécanismes qui conduisent à la satiété et régissent la taille d'un repas sont relativement bien connus, on ne sait toujours pas vraiment comment sont régis les intervalles entre les repas, autrement dit leur fréquence. On sait seulement que ce facteur a son importance dans l'assimilation des calories. Ainsi, pour mincir, il faut tenir compte non seulement des portions ingérées à chaque repas, mais aussi de la fréquence de ses prises alimentaires.

Une sensation de satiété indique que les nutriments ingérés ont été décomposés dans le tube digestif et sont passés dans le sang sous une forme assimilable. Des récepteurs spéciaux mesurent les taux sanguins de sucre, d'acides aminés et de certaines hormones, notamment l'insuline, le glucagon et la cholécystokinine. Par un cheminement complexe, le message « rassasiée » ou « affamée » se forme alors dans le cerveau. Grâce à ces mécanismes de régulation élaborés, notre poids est maintenu constant entre certaines limites.

L'ordre de « prise alimentaire »

Plusieurs neurotransmetteurs stimulent ou freinent la prise alimentaire. Tout dépend de la combinaison entre neurotransmetteurs et récepteurs. Ainsi, l'hormone de stress noradrénaline peut aussi bien inhiber que stimuler la prise alimentaire selon le récepteur auquel elle se lie. L'adrénaline déclenche, quant à elle, dans certaines régions du cerveau non seulement une stimulation de la prise alimentaire, mais elle renforce également l'assimilation de certains glucides. De manière similaire, le peptide galanine active l'assimilation des lipides, alors que d'autres médiateurs activent l'assimilation des protéines. L'organisme indique donc avec précision ce dont il a besoin.

L'activateur le plus puissant de la prise alimentaire est indéniablement le neuropeptide Y. Comme il limite dans le même temps la dissipation de chaleur, consommatrice d'énergie, c'est un véritable agent de la prise de poids. Mécanisme fâcheux : si la prise d'aliments limite sa sécrétion, la privation de nourriture (régime, par exemple) l'active au contraire. Les scientifiques supposent que, en cas de régime hypocalorique, cette hormone est plus abondamment sécrétée après quelques jours, et que le régime est ainsi littéralement saboté. Deux nouveaux « anti-régime » ont été découverts récemment : l'orexine A et l'orexine B. Abondamment sécrétés lorsque nous avons faim, ces peptides nous poussent à manger davantage. Rien d'étonnant donc à ce que la faim vienne vous tenailler plus vite que vous le souhaiteriez. Ce sont les médiateurs chimiques qui décident.

IMPORTANT
Pour éviter de prendre du poids, soyez à l'écoute des mécanismes de régulation de votre corps et évitez de les occulter en mangeant trop vite.

Leptine, garante des réserves

Les neurotransmetteurs veillent non seulement à l'apport énergétique, mais ils défendent aussi les réserves de l'organisme. Ainsi, le tissu adipeux libère-t-il dans le sang une protéine baptisée « leptine », qui indique au cerveau le taux de remplissage des réserves de graisses. Plus la masse graisseuse est importante, plus la leptine est sécrétée, et plus son taux dans le sang est élevé. C'est donc une sorte de signal à long terme qui n'indique pas le degré de satiété, mais plutôt le taux de remplissage des réserves d'énergie.

Le manque de leptine donnerait-il faim ?

Il semblerait que le rôle de la leptine ne soit pas essentiellement de protéger l'individu d'une prise excessive d'aliments et d'une augmentation de sa masse graisseuse, mais qu'elle intervienne plutôt dans la situation inverse, c'est-à-dire en cas de disette.

Un taux insuffisant de leptine déclenche des sensations de faim et entraîne la prise d'aliments, alors qu'un excès de leptine ne diminue pas automatiquement l'appétit.

On sait par ailleurs que la leptine est importante pour les systèmes immunitaire et génésique, tous deux très gourmands en énergie ; lorsque les réserves de graisses sont vides (soit un faible taux de leptine), ces deux fonctions sont pour ainsi dire gelées. Cela explique pourquoi les femmes dans un état d'amaigrissement extrême (anorexie, par exemple) n'ont plus leurs règles. On sait également que les jeunes filles n'accèdent à la puberté que lorsque leur masse graisseuse a dépassé un seuil critique. Ce mécanisme est éminemment judicieux, l'énergie nécessaire lors de la grossesse et de l'accouchement étant considérable. Pour qu'une grossesse se déclare, une femme doit obligatoirement disposer de certaines réserves. Les chances de survie de la mère et du nourrisson sont ainsi renforcées. Dans l'optique de l'évolution de l'espèce humaine, il est donc tout à fait logique que les femmes disposent d'une masse graisseuse plus importante que les hommes.

TAUX DE LEPTINE CHEZ LA FEMME

On a constaté des taux de leptine plus élevés chez les femmes que chez les hommes. Cela est lié, d'une part, au fait que les femmes ont une masse graisseuse plus importante (le taux de leptine est approximativement proportionnel à la masse graisseuse de l'organisme) et, d'autre part, au fait que la testostérone (hormone sexuelle masculine) réduit la sécrétion de leptine.

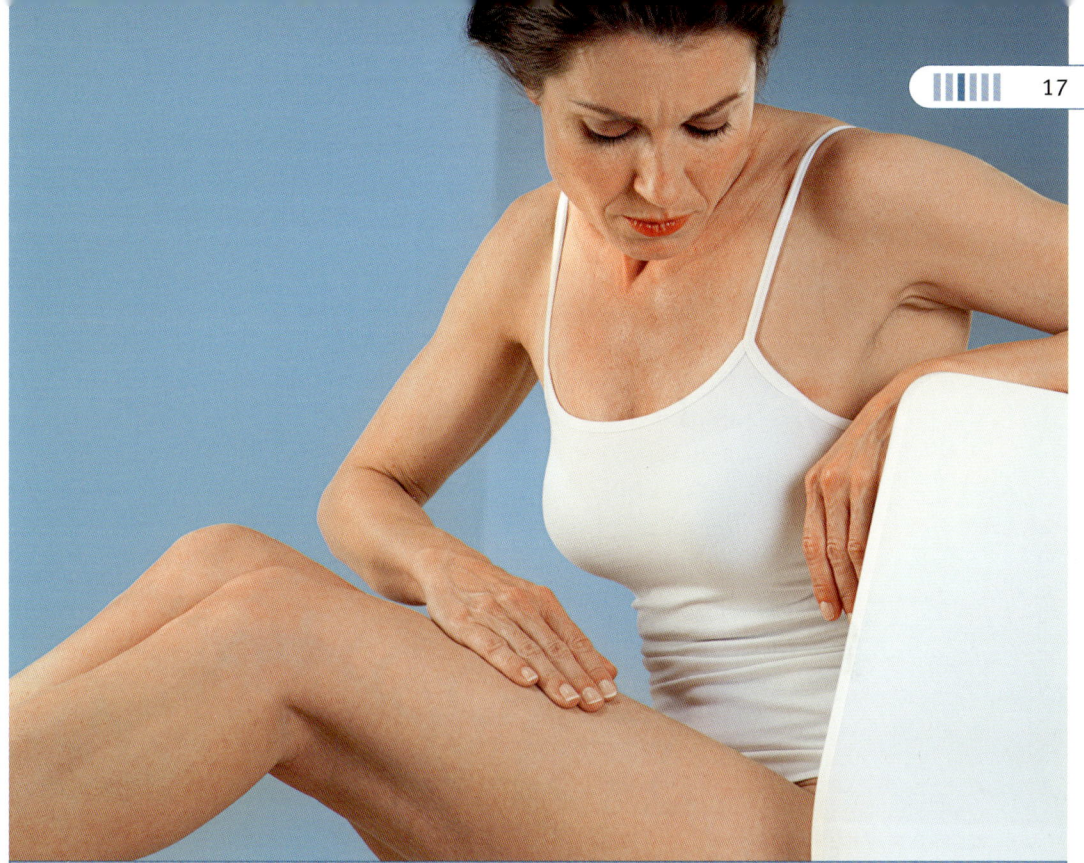

Les cellules graisseuses et leurs alliés

La capacité à faire des réserves d'énergie compte parmi les principaux mécanismes de survie. Si l'organisme absorbe trop d'énergie, l'excédent sert tout d'abord à remplir les cellules graisseuses existantes, d'autres se forment ensuite. Ce processus n'étant régi par aucun mécanisme de régulation dans l'organisme, les réserves peuvent donc s'étendre indéfiniment. Ce processus s'accompagne par ailleurs souvent d'une sensation de bien-être. Dans les moments de tension psychique tout particulièrement, les bourrelets ont un effet apaisant.

Autre problème : s'il est possible de vider les nouvelles cellules graisseuses créées, il est absolument impossible de les supprimer. Débute alors un cercle vicieux. Les cellules graisseuses font ingérence dans la communication interne à l'organisme. Une fois pleines, elles déversent de la leptine dans le sang. Comme nous l'avons vu, celle-ci signale au cerveau que les réserves sont vides et qu'il faut s'alimenter (voir p. 16). Par ailleurs, si les cellules graisseuses sont pleines, la leptine n'est pas sécrétée, et le centre de la faim intervient pour demander à ce que les réserves soient remplies. Aussi, si vous dépassez une seule fois votre poids de forme, vous aurez par la suite toujours faim et vous aurez donc beaucoup de mal à ne pas reprendre les kilos que vous auriez à nouveau réussi à perdre.

Comment le corps défend son poids

Dès que l'organisme n'est plus alimenté, il commence à puiser dans ses réserves d'énergie : stocks de graisses, glucides du foie et des muscles, et même protéines musculaires. Les réserves en sucre des muscles et du foie sont les premières sollicitées. Environ 100 g sont nécessaires chaque jour pour le cerveau, les cellules nerveuses et les globules rouges. Lorsque le sang ne véhicule plus de sucre et que les réserves sont vides, il faut en exploiter d'autres, à savoir les bourrelets et les protéines musculaires.

Si la réduction des stocks de graisses est tout à fait souhaitable, la fonte des muscles agit comme un frein qui empêche de perdre du poids, et donc de mincir. Aussi, dans tout régime, veillez toujours à manger suffisamment de protéines.

Gramme après gramme

La fonte des graisses ne s'effectue que très lentement, car elles contiennent une grande quantité d'énergie par unité de volume. Les composants

LA REDISTRIBUTION DES GRAISSES
Chez la femme, la répartition des graisses évolue au cours de la vie. Dans les jeunes années, les graisses superflues s'installent sur les hanches et les cuisses (répartition « gynoïde »). Plus tard, sous l'influence des changements hormonaux, elles s'installent au niveau du ventre et font grimper le rapport taille/hanches. La prudence est alors de rigueur : une trop grande accumulation de graisses au niveau du ventre ne constitue pas seulement un problème esthétique, cela peut aussi mettre votre santé en danger (voir p. 31).

graisseux s'écoulent seulement goutte à goutte dans le sang. En continuant à peu manger, vous continuez à mincir.

Toutefois, la perte de poids s'amenuise d'une semaine sur l'autre. L'organisme lutte contre la perte des graisses par tous les moyens que l'évolution a mis à sa disposition. Et il n'en manque pas !

L'impasse de la valeur de consigne

Aucune de nous ne parvient à absorber tous les jours la quantité exacte de calories nécessaires à son organisme. Parfois nous en absorbons plus, parfois moins. Malgré tout, le poids du corps reste constant étonnamment longtemps, l'organisme compensant aussi bien les excès que les insuffisances caloriques. Ce poids naturellement régulé et déterminé par les gènes est appelé « valeur de consigne ». C'est le poids que la plupart d'entre nous parviennent à conserver sans peine. Le problème est que si l'apport calorique est durablement excédentaire, cette valeur de consigne adopte un nouveau seuil plus élevé, qu'il est ensuite très difficile de faire baisser en mangeant moins. Autrement dit, une fois que le poids s'est calé sur un niveau plus élevé, il est très difficile de revenir au niveau précédent. Voilà pourquoi nous avons souvent tendance à prendre continuellement du poids avec l'âge. L'excédent calorique a pour effet de réduire l'appétit tout en augmentant le métabolisme basal et, partant de là, la consommation énergétique. Au contraire, si l'organisme n'est pas suffisamment bien alimenté, il réagit par une fringale et une réduction du métabolisme basal, autrement dit une réduction des dépenses énergétiques. Les personnes qui parviennent à résister à la fringale avec beaucoup d'autodiscipline et qui réduisent effectivement leur ration alimentaire réussissent à perdre du poids, mais avec difficulté. Et plus la réduction de la ration alimentaire se prolonge, plus cela devient difficile. Pour finir, l'organisme tout entier tourne à bas régime.

IMPORTANT

Si vous pensez pouvoir mincir en multipliant les régimes, vous vous trompez lourdement. Le corps « croit » alors à une famine et tire le signal d'alarme : il réduit ses dépenses énergétiques et émet des médiateurs chimiques de la faim. Et dès que celle-ci se transforme en envie compulsive d'aliments regorgeant de calories, et même avant, vous avez perdu la bataille. Pour mincir, vous devez maîtriser les médiateurs chimiques de la faim : aussi, évitez de les solliciter en faisant ce qu'ils assimilent trop facilement à une famine !

Les ruses des cellules graisseuses

Les neurotransmetteurs luttent aussi pour la conservation du poids en soumettant l'organisme à une manœuvre psychologique : plus la période durant laquelle le corps reçoit trop peu d'énergie est longue, plus les signaux de faim sont nets. Des hormones et des neurotransmetteurs spécifiques agissent sur le système nerveux et suscitent, par le biais de réactions chimiques, une envie toujours croissante de manger. En fournissant au corps une énergie supplémentaire, nous prenons du poids et remplissons les cellules graisseuses, et lorsque ces dernières sont saturées, elles se multiplient. Or, nous l'avons vu, il est pour toujours impossible de s'en débarrasser. Lorsqu'on mincit, elles sont certes vidées, mais jamais détruites. À elles seules, elles sont une invitation à manger (voir p. 16).

Les cellules graisseuses se multiplient particulièrement vite pendant la période de croissance. Les parents qui gavent leurs enfants posent donc chez eux les jalons d'un futur embonpoint. C'est pourquoi les individus qui ont été un peu forts à un moment de leur vie avant de mincir ont systématiquement faim avant les personnes qui ont toujours été minces.

Valeur énergétique et envie de manger

La capacité des aliments à fournir l'énergie nécessaire à l'organisme se mesure en kilocalories ou kilo joules (1 kcal = 4,18 kJ). Les calories non consommées dans le cours de nos activités quotidiennes sont stockées sous forme de bourrelets : elles constituent des réserves pour les temps difficiles. Par définition, une calorie apporte à l'organisme toujours la même quantité d'énergie, quelle que soit son origine – lipides, protides ou glucides. C'est donc le nombre de calories et non leur type qui importe. Nous restons pourtant nombreuses à nous tromper. Nous nous attachons souvent aux quantités, au lieu de nous intéresser à l'énergie contenue. Or, si 1 g de glucides contient tout juste 4 kcal, 1 g de lipides en contient 9, soit plus du double. La valeur énergétique traduit le contenu calorique des aliments par unité de volume.

Parmi les produits à forte valeur énergétique figurent les matières grasses, le sucre raffiné et les aliments concentrés, pauvres en fibres

IMPORTANT : PRENDRE DES KILOS, C'EST TELLEMENT FACILE

Un kilo de graisse corporelle équivaut à 7 700 kilocalories (kcal). En absorbant tous les jours 100 kcal en trop, on prend environ 13 g par jour. Sur une année, on arrive à 4,7 kg. En dix ans, cela donne 47 kg en trop. Et l'on a vite fait d'absorber 100 kcal : c'est l'énergie d'une barre chocolatée, de 15 oursons en gélatine, d'un verre de vin chaud, d'un thé glacé, d'un jus de pomme, d'une bière ou d'un pot de yaourt aux fruits. À l'inverse, pour perdre ces 4,7 kg, il faut se priver de 36 190 kcal. En tablant sur des besoins caloriques quotidiens de 2 550 kcal, cela équivaut à jeûner durant 14 jours. Converti en activité sportive, cela donne 51 heures de jogging, 47 heures de vélo ou 126 heures de marche.

alimentaires ou en eau, autrement dit des produits qu'il n'est pas vraiment nécessaire de mâcher. La valeur énergétique influe également sur la quantité d'aliments ingérés. Des recherches conduites par l'université de Pennsylvanie sur des volontaires ont démontré que le volume de la prise alimentaire n'était pas lié à la teneur en graisses des aliments, mais plutôt à leur valeur énergétique. Ainsi, lorsque les chercheurs ont donné aux sujets des aliments à teneur en graisses réduite, ceux-ci n'ont pas réduit leur prise alimentaire. Par contre, lorsque la valeur énergétique des aliments a été réduite, ils ont moins mangé. Malheureusement, la valeur énergétique n'est pas un élément qui se goûte. Une tablette ordinaire de chocolat de 100 g contient en moyenne environ 40 % de glucides et 50 % de lipides. Bilan calorique : 160 kcal en glucides, contre 450 kcal en lipides ! Aussi, lisez toujours attentivement les indications au dos de la tablette. Vous pouvez également consulter une table des calories ou une table des lipides pour connaître les nutriments (et les calories) contenus dans un aliment donné. Pour expliquer pourquoi c'est justement cette combinaison si énergétique de lipides et de glucides qui provoque un tel bien-être, les chercheurs sont remontés au lait maternel : également doté d'un goût sucré et crémeux, celui-ci déclenche dans le cerveau du nourrisson – tout à fait logiquement, d'un point de vue biologique – la libération de neurotransmetteurs de bien-être. Un mécanisme qui fonctionne encore exactement de la même manière chez l'adulte.

MOINS DE CALORIES
Pour réduire l'apport calorique, choisissez des aliments à faible valeur énergétique, comme les légumes, la salade ou les céréales complètes.

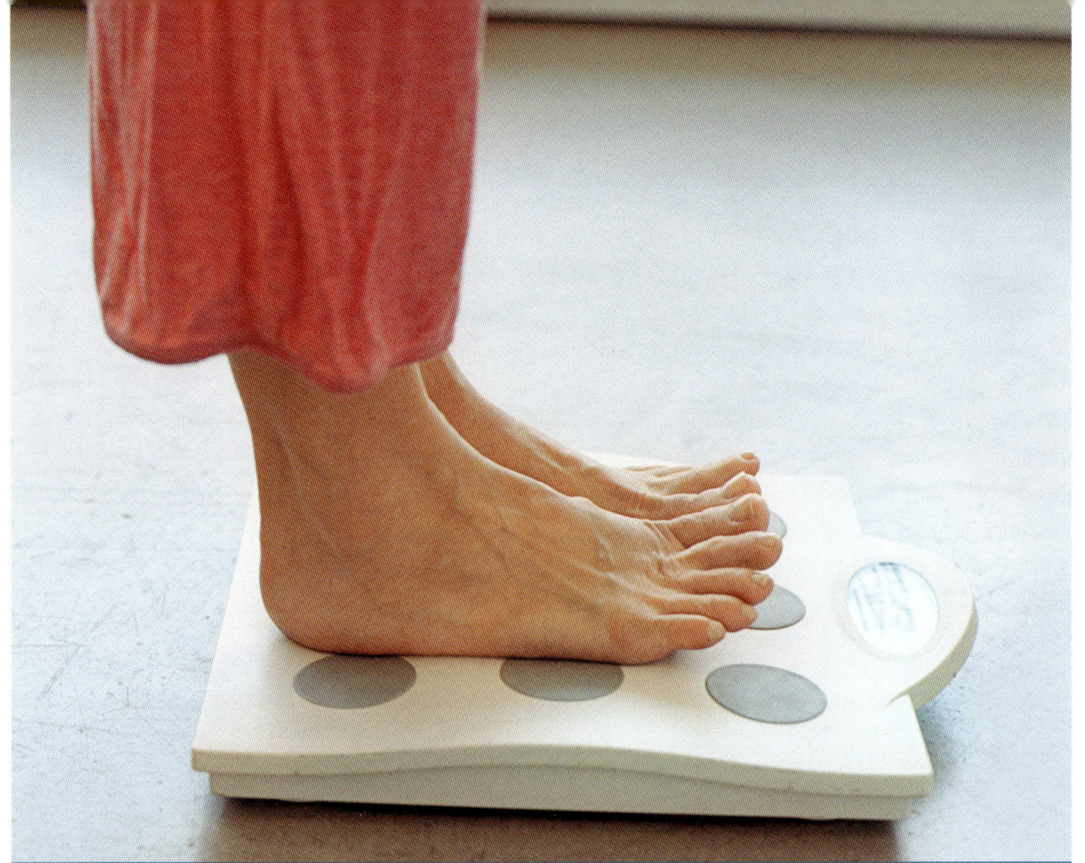

Mécanismes de la prise de poids

Peut-être connaissez-vous aussi de ces heureuses créatures qui peuvent manger sans prendre le moindre gramme ? Et qui ne font même pas de sport et ne savent malgré tout pas ce que compter les calories veut dire ? Comment cela se peut-il ? Ces femmes ont-elles découvert un secret de la diététique encore méconnu de tous ? Sont-elles plus disciplinées que vous ? Ou bien jeûnent-elles en secret ? Rien de tout cela ! Elles ont tout simplement hérité d'un patrimoine génétique particulier qui leur permet de rester minces.

Le poids du corps d'un individu est régulé par 20 à 30 gènes, lesquels déterminent la façon dont est gérée l'énergie des aliments. Nous avons donc chacun notre manière toute particulière de « traiter » les calories : chez certaines, le plus petit excédent se fixe directement sur les bourrelets, alors que chez d'autres, l'énergie est immédiatement brûlée.

Les chercheurs s'accordent aujourd'hui à dire que le surpoids est déterminé à près de 70 % par le patrimoine génétique. Pensez à vos grands-parents : s'ils ont eu sans cesse des problèmes de poids ou s'ils ont été carrément obèses, il y a fort à parier que vous possédiez aussi de tels gènes. Mais rien n'est irrémédiable : en comprenant les pièges de la prise de poids, vous pourrez mieux les éviter à l'avenir. Vous vous nourrissez certainement déjà de manière plus intelligente et aussi plus saine qu'une personne qui mange tout ce qui lui plaît (et donc facilement n'importe quoi). Vous devez cependant également accepter votre patrimoine génétique et ne vous chagrinez pas pour quelques kilos, cela ne doit pas vous empêcher d'avoir un look agréable et de vous éclater dans la vie.

Trop d'énergie, trop de kilos

Toute personne en surcharge pondérale a absorbé à un moment donné trop d'énergie par rapport à ses besoins en calories, et stocké cet excédent en graisses corporelles. Les scientifiques parlent dans ce cas d'un « bilan énergétique positif ». Ce dernier résulte, d'une part d'un apport d'énergie trop élevé, autrement dit trop de calories, et d'autre part, d'une dépense d'énergie trop faible, c'est-à-dire du manque d'exercice. Deux comportements typiques autour de la quarantaine. Mais il faut aussi tenir compte d'un autre mécanisme : chez certaines personnes rondelettes, la quantité d'énergie « brûlée » est trop faible. Alors qu'une partie de l'énergie alimentaire est nécessaire pour divers processus métaboliques, comme la croissance, la cicatrisation, la digestion, le maintien de la température corporelle et l'activité physique, une autre partie est, pour s'exprimer simplement, « dissipée », principalement sous forme de chaleur, notamment après les repas. On appelle ce phénomène la thermogenèse postprandiale.

LES CLÉS DU MÉTABOLISME ÉNERGÉTIQUE

Le « métabolisme de repos », c'est-à-dire la dépense d'énergie au repos, et la thermogenèse postprandiale sont, en termes quantitatifs, les deux principaux éléments du métabolisme énergétique : ils constituent respectivement entre 60 à 65 % et 10 à 15 % (et 70 à 80 % du total) du métabolisme énergétique quotidien d'un adulte exerçant une activité peu exigeante.

Des recherches ont montré que, chez les personnes corpulentes, la déperdition de chaleur après un repas était souvent inférieure à celle des sujets minces. Alors que chez les premiers seulement 35 à 60 kcal sont libérées dans les 6 heures qui suivent, ce sont 70 à 85 kcal pour les seconds. Certaines personnes fortes sont donc réellement d'excellentes « consommatrices d'énergie alimentaire » et peuvent se contenter chaque jour en moyenne de 250 kcal de moins que des personnes comparables avec un métabolisme normal.

Manger pour le moral

Souvent, ce n'est pas la faim qui rend la perte de poids difficile, mais le psychisme. De multiples modèles de comportement profondément ancrés dans notre inconscient contribuent à saboter nos velléités de régime. Voyons les principaux :

> Certaines mauvaises habitudes ont été prises dès l'enfance, notamment, à cause de l'obligation de finir son assiette.

> Certaines personnes corpulentes ne se séparent pas aussi volontiers des kilos superflus, car les rondeurs ont aussi leurs avantages. Un individu bien enveloppé peut désamorcer et éviter bien des conflits désagréables. Les kilos forment une sorte de carapace protectrice. Dans les cas de ce type, il faut analyser sa propre image et la modifier en conséquence, si besoin, avec l'aide d'un médecin.

> Les personnes trop fortes s'accusent souvent de manquer d'autodiscipline ; elles savent ce qui les fait grossir, sans pouvoir s'en passer. En l'occurrence, il ne s'agit pas réellement de faiblesse de caractère, mais plutôt d'habitudes trop profondément ancrées. Pour modifier un modèle de comportement qu'elles ont observé depuis si longtemps, elles doivent donc envisager des modèles entièrement nouveaux.

L'INDICE DE MASSE CORPORELLE

Diverses formules permettent de calculer le poids de forme. Celle qui passe par le calcul de l'indice de masse corporelle – ou IMC – est vraiment la plus pratique. La formule correspondante est la suivante :

$$IMC = \frac{\text{poids du corps en kg}}{\text{carré de la taille (m}^2)}$$

De 19 à 24 ans, l'IMC idéal se situe entre 19 et 24, et il ne doit pas augmenter de plus d'une unité tous les 10 ans. Pour un IMC de 24 à 29 chez une femme et de 25 à 30 chez un homme, on parle de légère surcharge pondérale. Au-delà, il y a obésité.

> La personne souhaitant mincir doit bien prendre conscience qu'elle doit lutter, non seulement contre son éducation et un modèle de comportement observé durant des années, mais aussi et surtout contre un puissant patrimoine génétique.

Demandez-vous si vos tentatives pour mincir n'échouent pas à cause d'un certain modèle de comportement. Parlez-en avec un ami proche, car les personnes extérieures perçoivent souvent plus aisément ces choses. Efforcez-vous de vous défaire de ce modèle néfaste pour votre ligne et d'adopter un nouveau comportement alimentaire.

Le stress fait grossir

Vous connaissez certainement cet état particulier dans lequel nous plonge le stress. Devant une épreuve physique ou intellectuelle difficile, on est soudain parfaitement réactif et apparemment débordant d'énergie. On peut expliquer ce phénomène de la manière suivante : les hormones de stress nous insufflent une énergie supplémentaire, et le corps mobilise toutes ses réserves pour relever les défis qui lui sont lancés, suivant un mécanisme de survie logique hérité au cours de l'évolution. Or, si le stress de courte durée est inoffensif, le stress prolongé peut rendre carrément malade et se traduire par des maladies de civilisation, telles que l'infarctus du myocarde, le diabète ou l'hypertension.

Mais on en oublierait presque que le stress peut aussi faire grossir. Selon une récente découverte de physiologistes du métabolisme, les états de stress prolongé favoriseraient le dépôt de graisse au niveau des hanches et du ventre. Cette « graisse du stress » nous donne l'énergie nécessaire pour lutter ou prendre la fuite dans les situations de stress. Avec notre mode de vie actuel, un excès de graisse de ce type s'avère dangereux, surtout s'il n'est pas utilisé. Chez les femmes notamment, les bourrelets aggravent le risque de maladies cardiaques, d'hypertension, d'hypercholestérolémie, d'attaque cérébrale, de diabète et de cancer.

LES TROUBLES LIÉS AU STRESS PROLONGÉ

Lorsqu'il circule en permanence en grandes quantités dans l'organisme, le cortisol (hormone du stress) exerce notamment une influence sur les muscles, les os et le système immunitaire : il augmente le risque d'infection, provoque une réduction de la masse musculaire et une diminution de la densité osseuse (risque accru d'ostéoporose).
On constate une atteinte des capacités liées à la mémoire et à l'apprentissage, ainsi que des troubles du sommeil et une aggravation du risque d'infarctus du myocarde.

Les réactions de stress du corps

En cas de stress, les capsules surrénales libèrent de l'adrénaline, hormone qui signale un danger et une augmentation de la dépense énergétique. Elle permet à la graisse et au sucre d'affluer dans le sang, qui se charge ainsi d'énergie. Le signal parvient aussi à l'hypophyse, véritable « chef d'orchestre » endocrinien, qui fait commuter le métabolisme sur bas régime, afin de conserver une énergie précieuse. L'organisme brûle moins d'aliments, le métabolisme tourne au ralenti. Or aujourd'hui, l'organisme ne sait pas qu'il est rare d'avoir encore à accomplir des actes physiques nécessitant de grandes réserves d'énergie pour affronter le danger.

En cas de stress prolongé, la situation est donc délicate : l'excédent de sucre dans le sang est sans arrêt rapidement brûlé, ce qui provoque des sensations de faim. Le cerveau continue toutefois à propager le message selon lequel la conversion de l'énergie alimentaire se ferait mal. Résultat : on mange et on prend du poids. La personne soumise à un stress prolongé n'a pas été flouée par sa propre volonté, mais par un modèle de comportement très ancien.

Sécrétée par l'hypophyse, la corticostérone (ACTH ou hormone hypophysaire corticotrope) fonctionne comme un dispositif d'alarme interne et appelle d'autres hormones de stress à la rescousse : adrénaline, noradrénaline et cortisol. L'adrénaline tient éveillé, et le cortisol active la libération de sucre dans le sang. L'organisme se retrouve alors vite en pleine forme. Toutefois, les hormones mobilisent des graisses corporelles hautement énergétiques (essentiellement les graisses stockées près du foie), mettant des forces à disposition pour réagir à la situation.

Lorsque la réaction au stress s'est estompée, le corps recouvre l'équilibre. Dans cette phase de repos, les réserves d'hormones doivent être de nouveau alimentées, ainsi que les graisses servant de réserves de carburant. Le cortisol excite l'appétit et donne la fringale. Rappelez-vous votre dernier épisode de stress, vous constaterez que vous n'aviez envie ni de légumes ni de salade, mais plutôt de crème glacée, de chocolat ou de gâteaux. Il faut dire que ces aliments fournissent exactement ce que votre corps a brûlé ou ce qu'il aurait dû brûler : des glucides et des lipides.

LA FORME OU LES FORMES

Le poids de la masse maigre dépasse de loin celui de la masse grasse. Les muscles contiennent 80 % d'eau, contre 5 à 10 % pour les tissus graisseux. Ils pèsent donc 8 fois plus que l'équivalent en graisses. Or, celles-ci occupent un volume plus important : 8 litres environ pour 10 kg. Vous pouvez ainsi avoir l'air plus mince, tout en prenant du poids – ce qui est le cas lorsque vous transformez les graisses en muscles grâce au sport.

Un piège pour la ligne, le stress prolongé

Jadis, la plupart des facteurs de stress étaient de nature physique (combats, par exemple) et exigeaient une réaction adaptée. L'énergie disponible était alors entièrement consumée. Aujourd'hui, il n'en est plus ainsi – bien que l'organisme mette toujours l'énergie correspondante à disposition, car il ne s'en aperçoit pas. Le système biologique qui vidait et remplissait les réserves de combustible était certes idéalement adapté au mode de vie de nos ancêtres. Mais aujourd'hui, c'est le piège qui fait grossir ; alors que nous ne consommons plus d'énergie en situation de stress, nous continuons de suralimenter notre organisme.

Le stress prolongé est particulièrement dangereux pour la ligne, car il se traduit par un état de faim permanent sans dissipation d'énergie. L'élévation chronique du taux de cortisol incite les cellules graisseuses à stocker toujours plus de graisses. Leur accumulation dans les zones critiques se traduit par un dangereux embonpoint. Le stress prolongé influe aussi sur le comportement alimentaire : notre appétit est déréglé. Soit on mange en quantités démesurées, soit on se rationne. L'un ou l'autre de ces comportements est plus marqué selon le type de personne (stressées « anorexiques » et stressées « boulimiques »).

Dans les périodes de stress chronique, le taux d'insuline (hormone sécrétée par le pancréas) augmente (voir p. 33). Associé à la présence de quantités élevées de cortisol, ce taux a pour effet de favoriser le stockage des graisses ou d'empêcher leur dégradation. C'est l'une des raisons pour lesquelles il est impossible d'avoir une silhouette de rêve lorsqu'on traverse une phase de stress chronique. Plus la période durant laquelle les cellules graisseuses sont exposées à des quantités élevées de cortisol se prolonge, plus celles-ci réagissent de manière virulente aux hormones de stress et plus elles ont tendance à se multiplier. Conséquence : les bourrelets s'accumulent de manière impressionnante.

LE CYCLE DES HORMONES DE STRESS

Une certaine quantité d'hormones de stress circule normalement en permanence dans le corps. Au niveau le plus haut entre 6 et 8 heures du matin, cette quantité diminue l'après-midi pour atteindre son niveau le plus bas tard en soirée. Vers 2 heures du matin, elle remonte lentement pour revenir à son niveau le plus élevé vers 6 heures. Les hormones de stress aident le corps et l'esprit à s'adapter aux sollicitations du quotidien et nous préservent du surmenage. C'est uniquement lorsque leur quantité est durablement trop élevée qu'elles deviennent nocives.

Rôle particulier des hormones

Outre les facteurs précédemment mentionnés, notre poids est principalement déterminé par deux groupes d'hormones : les hormones sexuelles et les hormones thyroïdiennes.

Parmi les hormones sexuelles, ce sont surtout les œstrogènes qui façonnent la silhouette féminine type : elles modèlent la poitrine, les cuisses, le ventre et les fesses, affinent la taille et donnent une peau lisse et veloutée. Un taux d'œstrogènes élevé a par ailleurs pour effet d'atténuer l'appétit. Chaque femme peut le constater chaque mois : dans la première phase du cycle, dominé par l'action des œstrogènes, elle a moins d'appétit que durant la seconde phase, au cours de laquelle vient s'ajouter l'action des hormones sécrétées par le corps jaune de l'ovaire (hormones gestagènes, dont la plus importante est la progestérone).

POIDS ET FÉMINITÉ

La modification de l'équilibre hormonal à partir de la quarantaine est un mécanisme tout à fait pertinent du point de vue biologique. D'une part, il nous permet avec l'âge de nous satisfaire de moindres quantités de nourriture, au moment même où nous sommes susceptibles de devenir moins autonomes. D'autre part, il se traduit par la formation d'une réserve de graisses corporelles, qui libèrent alors une faible quantité d'hormones féminines, hormones que les ovaires ne peuvent plus sécréter généreusement comme auparavant. Le taux d'hormones chute ainsi moins abruptement chez les femmes légèrement potelées que chez celles qui se sont privées pour conserver une taille mannequin. Aussi, ne paniquez plus pour quelques kilos supplémentaires au niveau de la taille, vous n'en serez ensuite que plus féminine.

La déhydroépiandrostérone, en abrégé DHEA, est également une hormone sexuelle. Générée lors de la synthèse des hormones sexuelles masculines et féminines, c'est aussi un élément important pour garder la ligne. Normalement, une enzyme participe au stockage des lipides superflus, des glucides et de certains acides aminés sous la forme de dépôts graisseux, selon une voie métabolique qui permet à l'organisme de se constituer des réserves grâce aux excédents alimentaires, encore une fois nos indésirables bourrelets. Étant un puissant inhibiteur de cette enzyme, la DHEA décide si les calories superflues sont dissipées en chaleur ou stockées dans les réserves. Lorsqu'elle empêche les calories fournies à l'organisme d'être stockées sous forme de dépôts graisseux, en faisant se dissiper l'énergie excédentaire sous forme de chaleur, la différence finale au niveau du bilan énergétique peut atteindre jusqu'à 30 %. Mais avec l'âge, le taux de DHEA diminuant, les dépôts graisseux se forment d'autant plus aisément.

Petite glande située à la base du cou, la thyroïde produit un cocktail d'hormones régulant, entre autres, la combustion métabolique : les hormones thyroïdiennes veillent à la bonne digestion des aliments et à l'évacuation des déchets et de l'eau superflue, deux facteurs dont l'influence est déterminante sur le poids. La glande thyroïde est un moteur qui stimule l'organisme tout entier et régule plusieurs processus métaboliques. Lorsqu'elle fonctionne correctement, nous nous sentons en forme et performantes, de bonne humeur, sereines, et nous bénéficions d'une belle ligne et d'une peau lisse. Mais la thyroïde est aussi un organe très sensible qui peut facilement se dérégler, ce qui n'est pas sans conséquences pour l'organisme.

Changements vers la quarantaine

À la ménopause, l'équilibre hormonal se modifie : tout d'abord, les gestagènes chutent, et l'on assiste temporairement à un excédent d'œstrogènes. Les cellules graisseuses des tissus sous-cutanés se sentent alors distendues et peuvent se multiplier de façon considérable. Ce qui est fâcheux dans ce processus, c'est que l'absence de gestagènes – qui protègent normalement les fibres collagènes charpentant le derme – entraîne le relâchement de la peau et la formation de rides. Ainsi se forment des accumulations gélatineuses de graisse, particulièrement au niveau du ventre, des fesses, des cuisses et des bras. De plus, si la production d'œstrogènes se ralentit, l'appétit augmente ; le problème de poids continue de s'aggraver. Avec l'âge, on constate aussi un déséquilibre des hormones thyroïdiennes. Le plus souvent, on observe une hypothyroïdie : le rythme métabolique diminue ainsi d'environ 10 à 15 %. Si vous souhaitez conserver une belle silhouette jusqu'à un âge avancé, vous devez prendre conscience de ces changements métaboliques et adapter votre mode de vie en conséquence (voir p. 40 et suivantes).

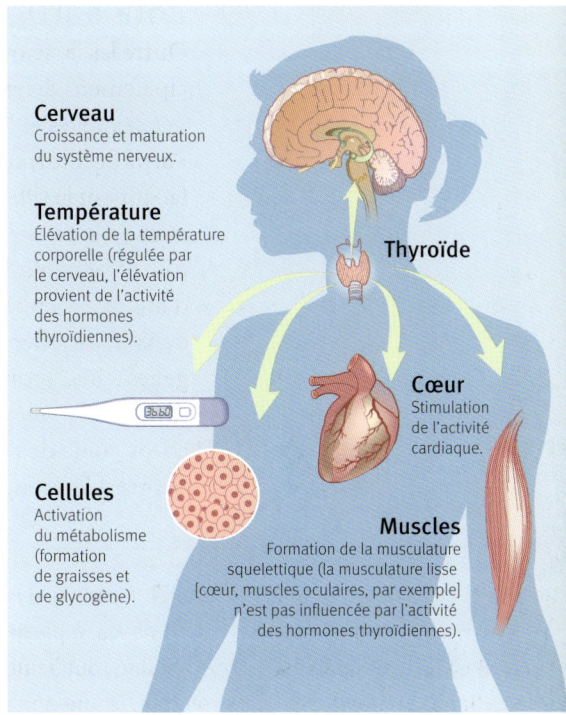

Cerveau
Croissance et maturation du système nerveux.

Température
Élévation de la température corporelle (régulée par le cerveau, l'élévation provient de l'activité des hormones thyroïdiennes).

Thyroïde

Cœur
Stimulation de l'activité cardiaque.

Cellules
Activation du métabolisme (formation de graisses et de glycogène).

Muscles
Formation de la musculature squelettique (la musculature lisse [cœur, muscles oculaires, par exemple] n'est pas influencée par l'activité des hormones thyroïdiennes).

À petite glande, grands effets : la thyroïde influence l'ensemble des processus métaboliques de l'organisme.

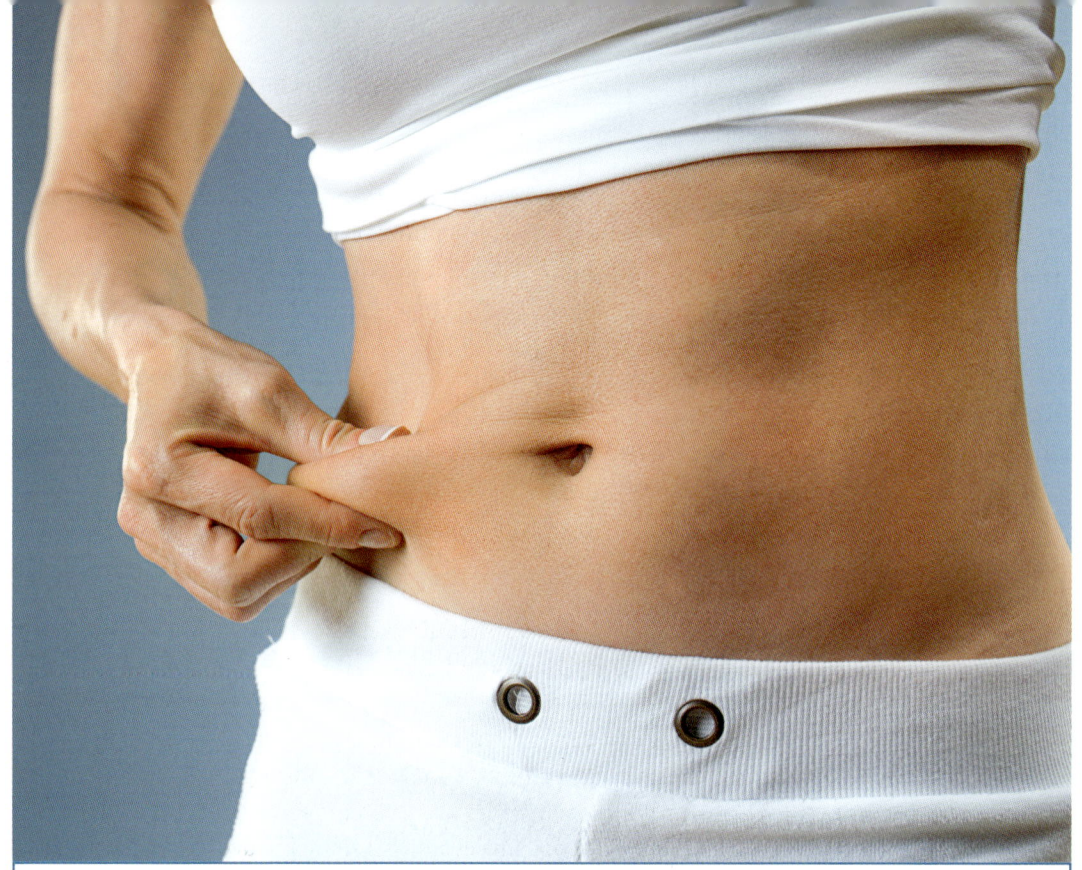

Graisses abdominales :
des problèmes pour la santé

Pantalons taille basse à la mode, hauts ajustés et pull-overs moulants font impitoyablement ressortir les petits ventres rondouillets. Passé 40 ans, c'est la zone à problèmes numéro un de nombreuses femmes – même si elles n'ont autrement guère de problèmes de poids. Les bourrelets abdominaux s'avèrent d'ailleurs étonnamment résistants au régime. Ce faisant, ils sont loin de ne poser qu'un problème d'apparence. Des chercheurs ont montré qu'ils constituaient un grave danger pour la santé.

Bonnes et mauvaises graisses abdominales

Par définition, l'abdomen est la région comprise entre le diaphragme et le bassin. Elle est surtout soutenue par des muscles de l'avant du corps, du dos et des fesses – formant ainsi le groupe musculaire le plus important de l'organisme. S'ils sont bien entraînés, ces muscles font augmenter le métabolisme basal, et par suite, la consommation d'énergie du corps. Les graisses abdominales peuvent s'accumuler à l'avant ou à l'arrière de ces muscles. C'est ce qui détermine si le ventre replet « n'est qu'un » problème esthétique ou s'il se double d'un risque pour la santé.

> Si les graisses s'accumulent directement sous la peau et couvrent les muscles abdominaux, c'est – jusqu'à un certain point – sans conséquence pour la santé. Les poignées d'amour se forment surtout à cause d'une alimentation trop calorique (même si celle-ci est composée d'aliments bons pour la santé).

> À l'inverse, les graisses qui s'accumulent à l'intérieur de l'abdomen et enveloppent les organes internes tels que le foie, l'intestin, le pancréas, les reins ou l'aorte – que l'on appelle « tissus adipeux viscéraux » – participent fortement au métabolisme et sont ainsi dangereuses pour la santé. Ces graisses peuvent en effet facilement libérer des acides gras dans le sang et l'épaissir. Elles produisent en outre quantité d'hormones qui augmentent les risques de processus infectieux et dégénératifs, et sont susceptibles à long terme de bouleverser le métabolisme. Les tissus adipeux viscéraux sont le fruit d'erreurs d'alimentation, notamment d'une trop grande consommation de sucres simples et de graisses animales, ainsi que du manque d'exercice.

Observez donc attentivement votre ventre : si vous n'avez que quelques amas de graisse flasque, plus ou moins épais, ce sont le plus probablement des graisses plutôt inoffensives. Si vous parvenez au contraire à reconnaître ou à sentir les muscles ou leurs contours, il s'agit de tissus adipeux viscéraux dangereux. Prenez alors votre tour de taille avec un mètre. Plus il est élevé, plus le danger est important (voir p. 32).

VENTRE REPLET, SANTÉ EN DANGER

Les amas de graisses dans la région du ventre ne nuisent pas seulement à votre apparence, ils sont également très dangereux pour votre santé. En effet, ils peuvent favoriser les affections suivantes : hypertension, diabète de type 2, infarctus, attaque, thrombose, arthrose prématurée, dépressions, troubles du métabolisme lipidique, élévation du risque de tumeur ou syndrome de l'apnée du sommeil.

Quand le ventre est-il trop gros ?

Les chercheurs sont unanimes : le tour de taille en dit bien plus sur les risques pour la santé que l'indice de masse corporelle ou le poids du corps. C'est pourquoi il faut en particulier vérifier où se situent nos bourrelets en cas de léger surpoids. Si les graisses se sont accumulées dans la région du ventre, il faut d'urgence mesurer son tour de taille : pour ce faire, placez un mètre de couturière à l'endroit le plus épais – pour être précis, au milieu de la ligne reliant les côtes basses et le bassin. Puis faites le tour en tenant le mètre bien droit. Les femmes doivent prendre cette mesure dans la première moitié du cycle menstruel. Avant les règles en effet, le ventre emmagasine de l'eau, ce qui fausse les résultats.

Contrôle des graisses abdominales

Si votre tour de taille dépasse 80 centimètres (homme) ou 94 centimètres (femme) (voir tableau), vous devez prendre les choses en main. C'est non seulement nécessaire pour votre ligne, mais aussi déterminant pour votre santé.

Si vous vous trouvez dans la zone à risque, mieux vaut commencer immédiatement un traitement de lutte contre les graisses abdominales. Si vous vous trouvez (encore) dans la zone neutre, veillez à ne pas la quitter. Aidez-vous des nouvelles règles sur le mode de vie après 40 ans. Pour le contrôle, suivez le schéma ci-dessous.

Votre ventre nuit-il à votre santé ?

Risque de détérioration du métabolisme et des vaisseaux :

Tour de taille	Hommes	Femmes	Niveau de risque
	› 94 cm	› 80 cm	++
	› 102 cm	› 88 cm	+++
	› 106 cm	› 94 cm	++++

Sachez reconnaître les symptômes

Un ventre replet, c'est tout d'abord simplement embêtant – surtout, si vous aimez la mode près du corps. Mais il provoque aussi des troubles physiques et psychiques, avec lesquels vous ne ferez tout d'abord peut-être pas le lien. Cela se traduit par un manque d'énergie, une sensation d'épuisement et une humeur changeante. Si vous notez chez vous des symptômes identiques ou similaires depuis longtemps et que vous avez un début de ventre, vous devriez consulter un médecin.

Vos troubles cachent peut-être des dérèglements hormonaux, un dérèglement de la thyroïde, ou encore des troubles du métabolisme d'origine génétique.

Démasquez les facteurs à risque

Les amas de graisses, mauvais pour la santé, résultent pour l'essentiel des causes suivantes :

> À la ménopause, suite à la réduction de la sécrétion hormonale, les femmes accumulent plus facilement des graisses abdominales et les perdent plus difficilement. Pour tout traitement par des substituts hormonaux, pesez soigneusement le pour le contre et consultez un médecin.

> Le manque d'exercice favorise l'infiltration graisseuse au niveau du ventre. On peut cependant facilement atténuer le problème : même à 60 ans, on peut se sculpter un ventre plat.

> Les aliments riches en glucides, notamment les produits à la farine blanche et fortement sucrés, attirent l'insuline. Celle-ci n'a pas que pour effet de ramener le taux de glycémie à la normale, elle prévient la combustion des graisses et favorise le stockage des graisses – surtout au niveau du ventre. Un processus renforcé par une forte consommation de graisses animales.

Pancréas : la plaque tournante

L'insuline, qui est l'une des hormones les plus importantes pour l'organisme, est sécrétée par le pancréas – organe qui joue un rôle primordial dans la digestion et essentiel dans la régulation de la glycémie. L'insuline est en fait la seule hormone naturelle capable de faire baisser la glycémie. On trouve par contre un grand nombre d'hormones à même de la faire augmenter, comme le glucagon, l'adrénaline, les hormones de croissance et les glucocorticoïdes. Si l'insuline manque ou ne fonctionne plus correctement, les conséquences sont dramatiques sur le bien-être et le poids. Dans le pire des cas, les symptômes d'un diabète apparaissent. Avant d'en arriver à ce cas extrême, les troubles dans la gestion de l'insuline se manifestent de manière désagréable. Elle joue en effet un rôle crucial dans l'équilibre énergétique.

ÉLIMINEZ LES GRAISSES

Si vous n'arrivez pas à mincir malgré tous vos efforts, vous le devez peut-être à votre gros ventre. Cet excès de graisses entraîne en effet un dérèglement hormonal qui chamboule votre métabolisme et réduit quasiment à néant toute tentative de régime. Attaquez-vous aux causes et faites des exercices de gymnastique spécifiques contre les graisses du ventre. Vous pourrez ensuite mincir.

Des erreurs lourdes de conséquences

Après un repas, les produits de décomposition des glucides font augmenter le taux de sucre dans le sang. Pour qu'ils fournissent de l'énergie au corps, ces nutriments doivent passer du sang aux cellules. L'opération est réalisée par l'insuline, qui transporte le sucre dans les cellules, où il est brûlé pour fournir de l'énergie. Ensuite, le taux d'insuline baisse de nouveau. L'insuline assure aussi une autre fonction : elle veille au transport d'acides gras libres dans les cellules, où ils sont transformés en dépôts graisseux. De plus, elle freine la combustion des graisses et favorise dans une certaine mesure la synthèse des protéines. Elle aide ainsi le corps à exploiter l'énergie des aliments et à constituer des réserves pour les temps difficiles. C'est seulement lorsque l'alimentation est trop riche en glucides que ce système déraille et conduit au surpoids.

Pour rester mince et en bonne santé, il convient donc de surveiller son insuline. Un excès dans le sang semble en effet être l'une des principales causes du surpoids, des graisses abdominales et des maladies associées, comme le diabète, les troubles du métabolisme, l'infarctus ou l'AVC.

Pour que la combustion libérant l'énergie des aliments puisse se faire au cœur de la cellule, l'insuline sécrétée par le pancréas « ouvre » cette dernière.

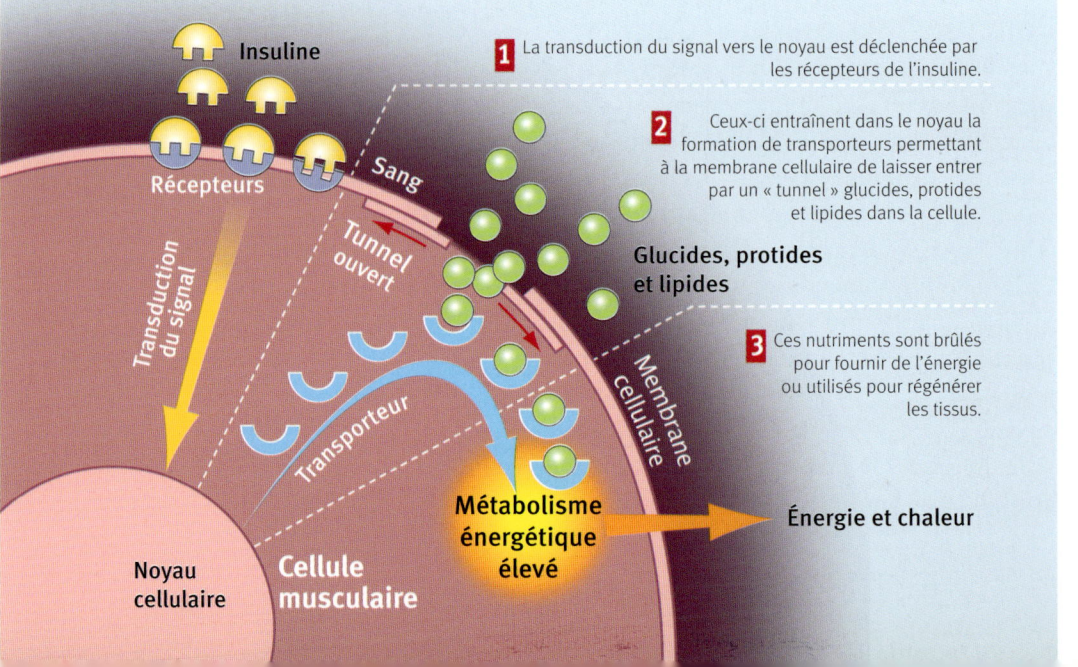

Insuline

1 La transduction du signal vers le noyau est déclenchée par les récepteurs de l'insuline.

Récepteurs

Sang

2 Ceux-ci entraînent dans le noyau la formation de transporteurs permettant à la membrane cellulaire de laisser entrer par un « tunnel » glucides, protides et lipides dans la cellule.

Transduction du signal

Tunnel ouvert

Glucides, protides et lipides

3 Ces nutriments sont brûlés pour fournir de l'énergie ou utilisés pour régénérer les tissus.

Transporteur

Membrane cellulaire

Métabolisme énergétique élevé

Énergie et chaleur

Noyau cellulaire

Cellule musculaire

Processus logique du point de vue biologique, le piège inhérent à l'insulino-résistance résulte de trois erreurs d'alimentation : trop sucré, trop gras, trop riche en édulcorants.

> Sucres ultra-rapides : plus les sucres contenus dans un aliment passent aisément dans le sang, plus l'élévation du taux d'insuline dans ce dernier est rapide et importante. Pour un aliment donné, la mesure de ces deux paramètres est fournie par l'indice glycémique (GLYX) (voir p. 99-100). Lorsqu'on mange trop riche et qu'on consomme trop souvent des aliments à GLYX élevé, le taux d'insuline dans le sang est élevé en permanence, ce qui favorise les bourrelets. Cela entraîne par ailleurs une baisse si rapide de la glycémie que l'envie de sucré revient très vite.

> Abus de graisses : lorsque l'on consomme trop de graisses, l'insuline stocke ces dernières dans des réserves, avec les glucides.

> Édulcorants : ces substances au goût sucré diminuent l'apport calorique sans toutefois réduire les bourrelets. Bien au contraire : la langue percevant un goût sucré, le cerveau donne au pancréas l'ordre de sécréter de l'insuline. Le cerveau ne peut en effet faire la différence entre sucres et édulcorants. Le sang véhicule alors inutilement de l'insuline, qui empêche la combustion des graisses.

Lorsque le système insulinique se dérègle, les cellules deviennent résistantes à l'hormone insuline. Le problème de surpoids s'aggrave.

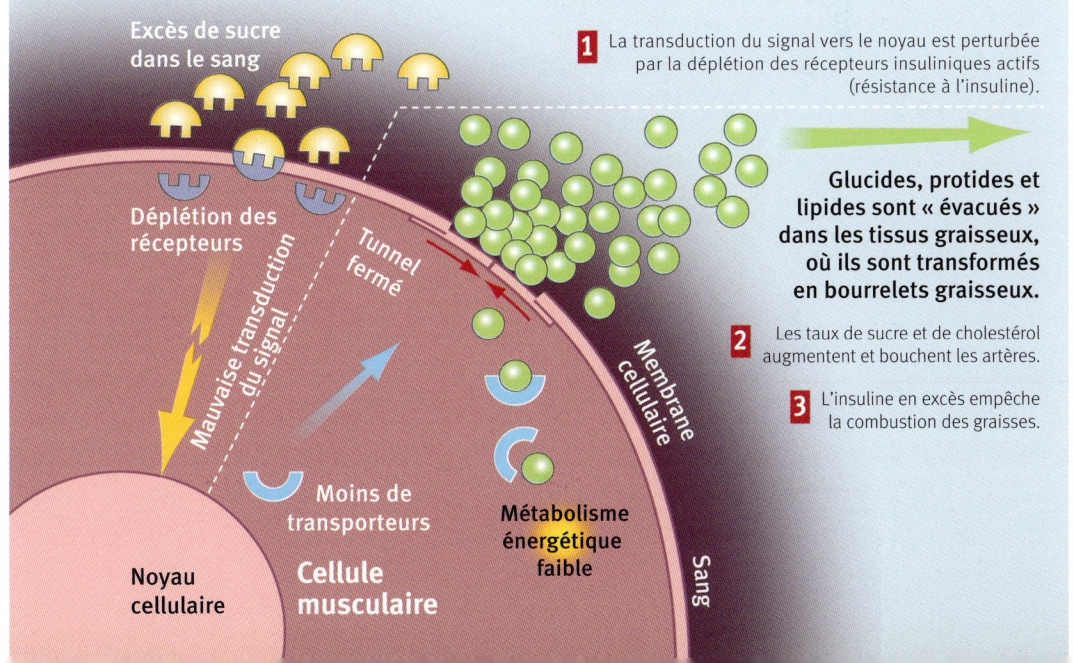

Excès de sucre dans le sang

1 La transduction du signal vers le noyau est perturbée par la déplétion des récepteurs insuliniques actifs (résistance à l'insuline).

Déplétion des récepteurs

Mauvaise transduction du signal

Tunnel fermé

Glucides, protides et lipides sont « évacués » dans les tissus graisseux, où ils sont transformés en bourrelets graisseux.

2 Les taux de sucre et de cholestérol augmentent et bouchent les artères.

3 L'insuline en excès empêche la combustion des graisses.

Membrane cellulaire

Moins de transporteurs

Métabolisme énergétique faible

Sang

Noyau cellulaire

Cellule musculaire

1   Erreurs d'alimentation (trop de lipides et de glucides vides)

> Mangez beaucoup de fruits, de légumes et de produits aux céréales complètes.

> Attention aux graisses cachées, notamment dans la charcuterie, le fromage, les gâteaux, etc.

> Habituez-vous à cuisiner sans matières grasses, notamment avec la cuisson dans un wok, une poêle antiadhésive ou un diable. Évitez les panures, les fritures et les assaisonnements pour salade trop riches en graisses.

> Bannissez le plus possible les glucides « à calories vides », tels que le sucre, les friandises ou les gâteaux. Attention aux sucres cachés dans les produits tout prêts.

> Soyez une consommatrice avertie (lisez les indications sur les emballages) et changez les habitudes alimentaires responsables de votre prise de poids.

> Évitez les produits industriels raffinés à outrance ; ils neutralisent les mécanismes naturels de satiété.

> N'abusez pas d'édulcorants ; ils donnent à votre cerveau l'illusion que vous venez d'absorber un aliment sucré et votre organisme réagit en conséquence : il abaisse le taux de glycémie, ce qui déclenche une nouvelle envie (compulsive) de manger.

2   Consommation d'alcool trop élevée

> Buvez à l'occasion un verre de vin ou de bière pour votre plaisir, mais jamais pour étancher votre soif.

> Évitez les alcools forts.

3   Régimes à répétition : « l'effet yo-yo »

> Passez progressivement à une alimentation équilibrée, riche en nutriments essentiels.

> Rayez les produits de régime et les produits « light » de votre alimentation ; ils provoquent généralement des fringales et vous incitent à manger encore plus.

> Soyez à l'écoute de la sensation naturelle de satiété.

4   Alimentation anarchique ou pour compenser un manque

> Veillez à ne pas consommer trop de calories, que ce soit par manque de temps, par un comportement anarchique, par légèreté ou encore sous l'effet du stress professionnel quotidien.

> Composez-vous pour chaque jour de la semaine un programme d'alimentation correspondant effectivement à vos besoins en calories.

> Observez à quels moments vous mangez sans vraiment avoir faim et essayez de trouver une activité qui vous aide à traverser ces périodes : promenade, lecture, longue conversation téléphonique, visite à des amis, etc.

> Si nécessaire, faites-vous aider par un thérapeute.

5 Manque d'exercice

> Profitez de toutes les occasions pour faire plus d'exercice au quotidien (prenez l'escalier au lieu de l'ascenseur et le vélo à la place de la voiture, par exemple).

> Composez-vous un programme d'entretien physique que vous aurez plaisir à pratiquer régulièrement. Le mieux est de se faire conseiller une bonne salle de sport. Veillez à travailler votre endurance, mais aussi vos muscles.

6 Trop de stress

> Apprenez des techniques de relaxation et de respiration, et essayez d'aborder les difficultés de la vie quotidienne avec plus de philosophie.

> Mettez au point des stratégies pour éviter le plus possible les situations liées au stress.

7 Manque de soleil

> Pensez à prendre l'air tous les jours ; le manque de soleil peut donner une envie frénétique de manger du sucre.

> Lorsque le temps est couvert, évitez en plus de porter des lunettes de soleil.

> Pendant les mois d'automne et d'hiver, offrez-vous de temps à autre une petite séance dans un solarium, ou achetez une lampe luminothérapeutique pour le bureau.

8 Manque d'affection et d'activité sexuelle

> Demandez-vous si vous ne compensez pas régulièrement le manque de relations sociales par la nourriture.

> Privilégiez les contacts sociaux et accordez à votre vie privée la place qu'elle mérite.

9 Problèmes hormonaux ou effets secondaires de médicaments

> En cas de prise soudaine de poids, faites-vous examiner par un médecin et demandez-lui, le cas échéant, de vous prescrire une préparation adaptée.

> Consultez votre médecin en cas de prise de poids provoquée par des médicaments (réaction typique lors de la prise de substances psychotropes).

> N'arrêtez jamais un médicament de votre propre initiative.

10 Gènes

> En cas de prédisposition à la prise de poids, il est très important d'être particulièrement attentive à son alimentation et de pratiquer régulièrement une activité physique.

> Admettez que vous n'aurez jamais la taille mannequin. Au lieu de dépenser sans compter votre argent en régimes et produits amincissants, offrez-vous des conseils pour améliorer votre style et votre apparence.

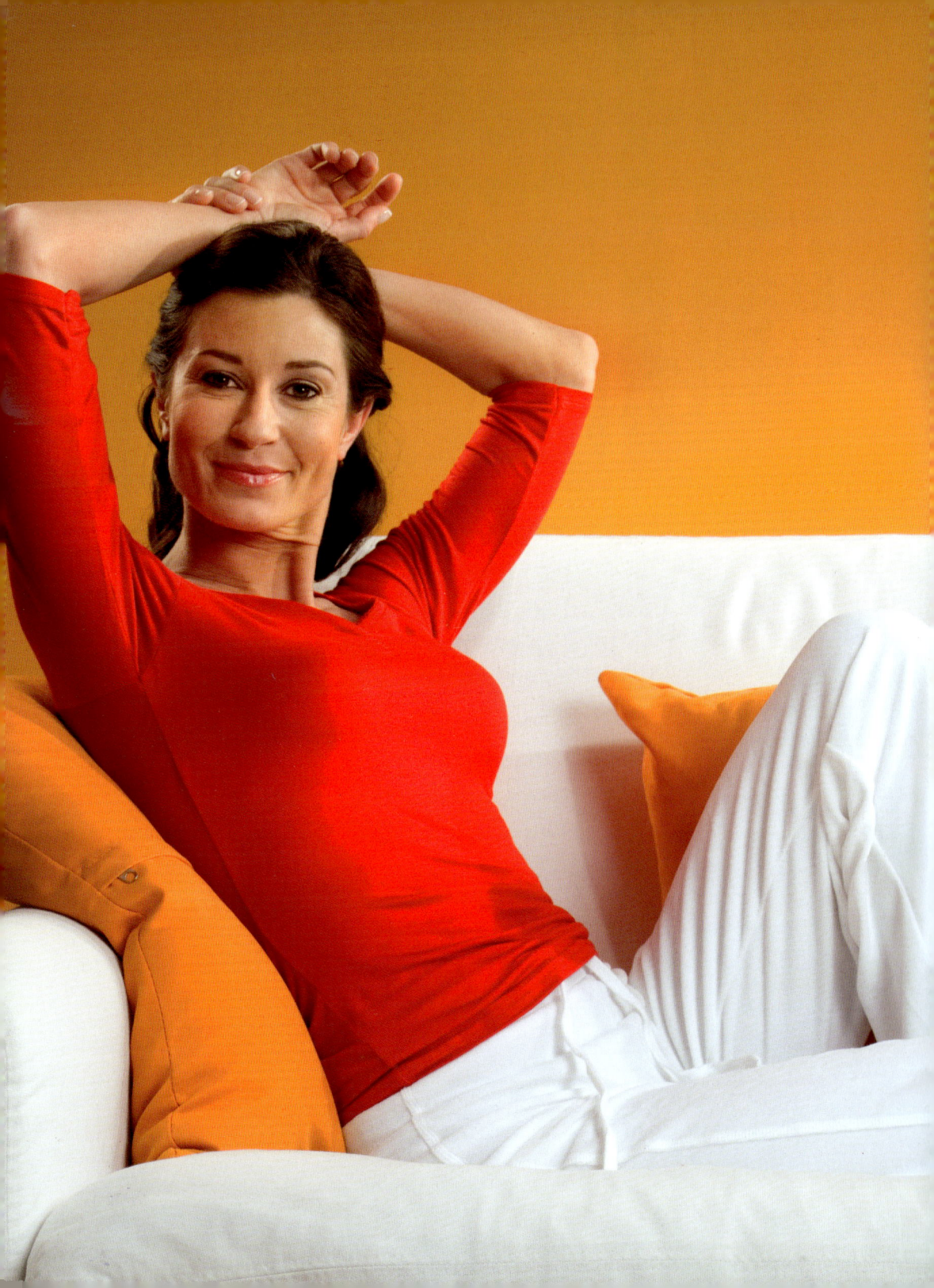

HORMONES : AGENTS DU PLAISIR OU DE LA PRISE DE POIDS ?

Vers la quarantaine, les hormones ne régulent plus la consommation de calories ni l'appétit. Seul un mode de vie approprié permet de retrouver l'équilibre.

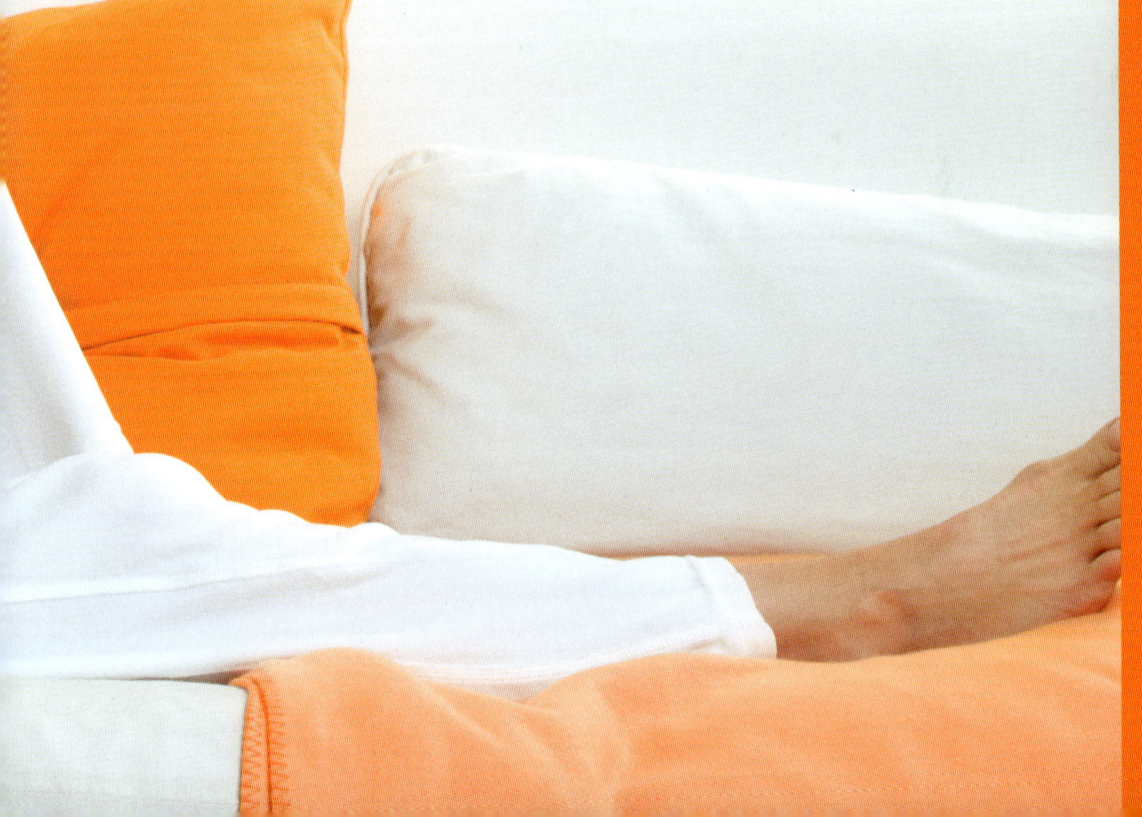

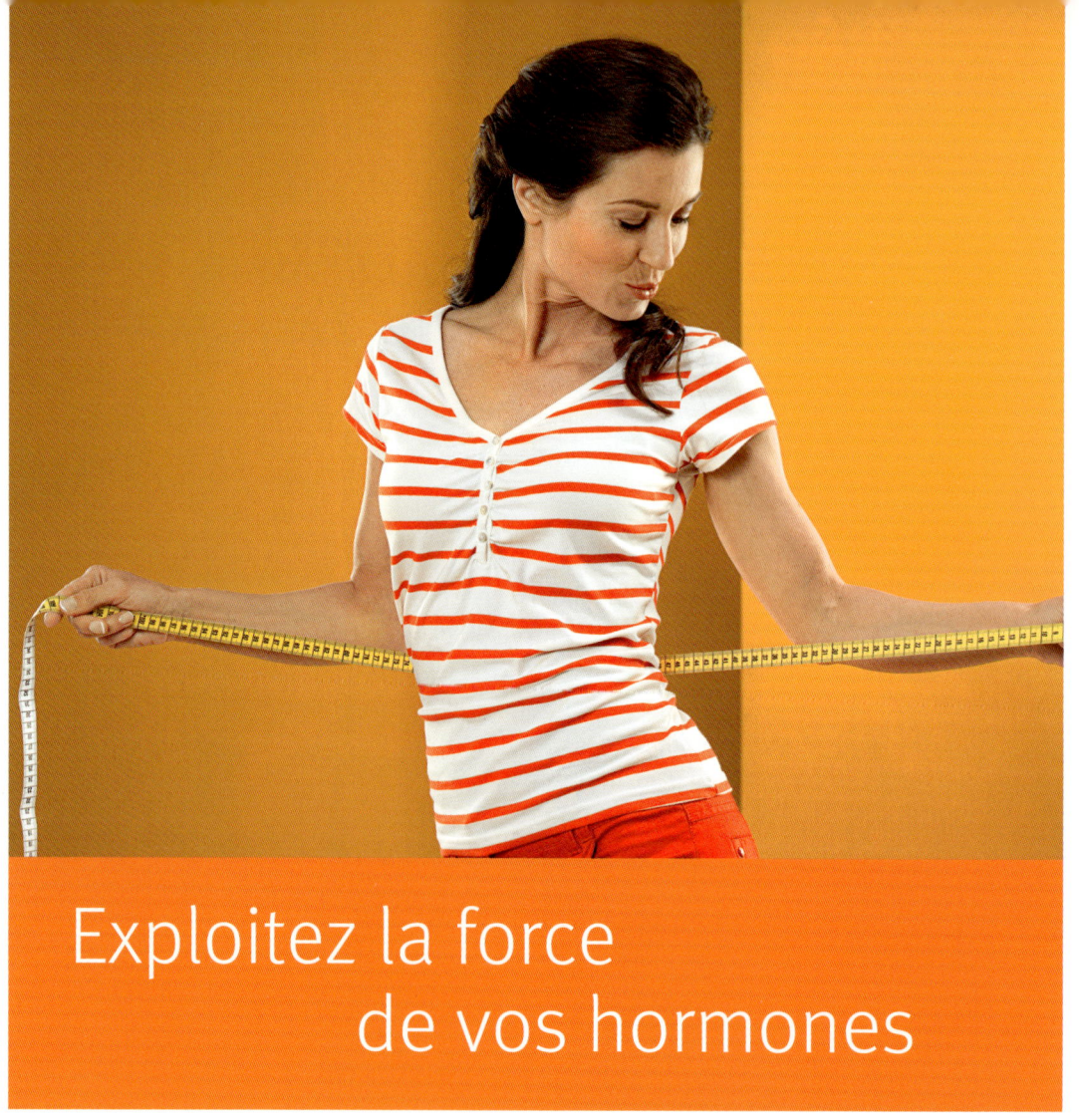

Exploitez la force
de vos hormones

Quelle merveille que les hormones ! Elles nous rendent heureuses, amoureuses, réactives ; elles nous donnent également une ligne de rêve, un teint magnifique, de la vitalité et de l'endurance. Mais elles peuvent aussi nous rendre tristes, abattues et dépressives ou nous gratifier de boutons sur le visage et de bourrelets. Elles régissent notre vie et sont des agents de communication essentiels dans l'organisme. Même peu nombreuses, elles sont très efficaces.

Sans les hormones, rien ne fonctionne

Normalement, elles font aimer la vie et stimulent tout ce qui sert à la (sur)vie : faim, soif, sommeil, activité physique, ambition professionnelle, attraction sexuelle et passion amoureuse.

Une ligne de rêve par les œstrogènes

Comme nous l'avons vu dans le premier chapitre de ce guide, les œstrogènes (hormones féminines assurément les plus connues) participent à l'équilibre des lignes féminines et conservent la fermeté de la peau. Des fonctions qu'elles remplissent toutefois uniquement lorsqu'elles circulent en quantité suffisante dans le corps. Même si vous n'êtes pas encore à la ménopause, surveillez votre taux d'œstrogènes. En effet, plus votre équilibre hormonal sera stable aujourd'hui et moins vous aurez de problèmes plus tard. Aussi, en cas d'indispositions laissant supposer une carence en œstrogènes, consultez un spécialiste (gynécologue, endocrinologue ou bien un spécialiste de la médecine anti-âge) et faites-vous prescrire une préparation à base d'œstrogènes si nécessaire.

Œstrogènes et hormones thyroïdiennes

Au début de la ménopause, le taux de progestérone baisse, et l'on assiste à un relatif excédent d'œstrogènes. Ce qui peut se répercuter sur la thyroïde. Si les œstrogènes ne sont pas équilibrés par la progestérone, ils peuvent bloquer l'action de la thyroïde, même si cette dernière fonctionne normalement. Environ le quart des femmes ménopausées souffre de ce fait d'hypothyroïdie, phénomène étroitement lié à la production excessive d'œstrogènes. Le problème s'aggrave lorsque des œstrogènes ont été prescrits. C'est pourquoi, lorsque vous faites déterminer votre taux d'œstrogènes, il faut en même temps demander de vérifier la quantité et l'efficience de vos hormones thyroïdiennes.

CONSEIL

Pour conserver le taux d'œstrogènes idéal, vous pouvez par exemple :
> Essayer de dormir au moins 7 heures par nuit.
> Éviter le tabac et l'alcool.
> Vous adonner à la pratique modérée, mais régulière, d'un sport.
> Vivre à fond vos amours et vos passions, et mettre de la gaieté dans votre vie.

SYMPTÔMES D'UNE CARENCE EN ŒSTROGÈNES
> Bouffées de chaleur
> Transpiration abondante durant la nuit
> Sécheresse vaginale (douleurs durant les rapports sexuels)
> Sautes d'humeur (humeur changeante et bouderie)
> Difficultés de concentration, manque de mémoire
> Infection du vagin et/ou de la vessie
> Inappétence sexuelle
> Menstruations irrégulières

Mincir grâce à la DHEA

Les mesures destinées à accroître le taux d'œstrogènes entraînent en général une augmentation du taux de DHEA (voir p. 28), mais il existe un autre moyen efficace de réguler ce taux avec précision : l'apport de squalène.

C'est un composé lipoïdique, semblable dans sa structure aux caroténoïdes, les colorants des plantes rouges (carottes, courges, etc.). Le squalène est un produit intermédiaire important dans la synthèse de la DHEA, car il permet de stimuler en douceur cette hormone de la minceur et de rééquilibrer son métabolisme. Demandez conseil à votre médecin à ce sujet.

On le trouve aussi bien dans les tissus des végétaux que des animaux. L'huile du foie de poissons en contient, tout comme les huiles végétales, principalement l'huile d'olive. Enfin, on le trouve maintenant sous forme de gélules.

Le carburant des hormones thyroïdiennes

La thyroïde joue un rôle important dans le métabolisme. Ses hormones gouvernent notre humeur, retendent la peau et lui donnent un aspect velouté. Elles influent sur notre état (réactif ou fatigué) et régulent la combustion des aliments. Que l'aiguille de la balance grimpe sans raison apparente ou que vous perdiez rapidement du poids, cela peut venir des hormones thyroïdiennes. La thyroïde est en effet un organe extrêmement sensible qui peut facilement se dérégler. Voici ce que vous pouvez faire pour l'aider à fonctionner correctement :

> La thyroïde a besoin de 100 à 150 mg d'iode par jour pour produire ses hormones. Parmi les bons pourvoyeurs figurent les poissons et les crustacés, ainsi que le sel iodé de cuisine.

> Veillez à un apport suffisant de protides. Ces derniers sont nécessaires pour la formation des hormones. Les meilleurs pourvoyeurs sont les produits laitiers, les poissons et les viandes maigres.

> Le stress et le surmenage prolongés peuvent faire apparaître des symptômes d'hyperthyroïdie. Généralement, ils disparaissent dès que votre vie reprend un tour plus calme. Essayez toutefois de ne pas trop solliciter votre glande thyroïde, elle pourrait se dérégler.

État de la glande thyroïde	
Symptômes de l'hyperthyroïdie	**Symptômes de l'hypothyroïdie**
> Rapide baisse de poids sans modification de l'alimentation quotidienne	> Prise de poids sans augmentation de la ration alimentaire quotidienne
> Forte sudation	> Sensibilité au froid, sensation de grelotter
> Nervosité, agitation intérieure	> Baisse de performances
> Léger tremblement des mains	> Manque de ressort, abattement
> Insomnie, fatigue permanente	> Besoin accru de dormir
> Accélération du rythme cardiaque	> Constipation
> Tension élevée	> Peau sèche et pâle, cheveux sans éclat et cassants

> Certains médecins pensent que de nombreuses femmes, parce qu'elles sont trop éprises d'harmonie, ont souvent tendance à tout simplement « ravaler » leur colère, leurs soucis et leur rage, et que cela pourrait conduire à un véritable blocage dans la région du cou. La glande thyroïde serait freinée. Un changement dans les relations avec les autres peut s'avérer bénéfique dans ce cas.

Les hormones de stress, ennemies de votre ligne

Non contentes de faire s'accumuler les graisses au niveau du ventre, les hormones de stress, comme le cortisol et l'adrénaline, ont un autre effet désagréable, celui de faire paraître le corps tendu et ballonné. Le plus important dans ce cas, c'est de prendre suffisamment de moments de détente.

Le retour à un rythme de vie plus calme est une bonne condition préalable pour retrouver une ligne harmonieuse.

IMPORTANT
En cas de symptômes d'hyper ou d'hypothyroïdie, consultez un médecin. Cela peut être le signe d'une affection sérieuse. Les troubles thyroïdiens non traités peuvent avoir des conséquences graves (troubles du rythme cardiaque, par exemple).

Testostérone, muscles et poids

L'hormone testostérone donne aux hommes leur virilité, mais les femmes en possèdent également. Chez les deux sexes, elle active le désir sexuel et stimule – avec l'entraînement requis – la formation des muscles. Elle favorise aussi le courage, l'opiniâtreté et l'esprit de décision. La testostérone renforce même certaines zones à problèmes typiquement féminines. Voici les meilleurs moyens d'assurer l'équilibre hormonal en testostérone :

> Faites l'amour : le sexe est de loin le meilleur moyen d'activer la production de testostérone.

> Pour activer la production de testostérone, vous avez besoin des vitamines A, C et E, ainsi que de vitamines B, mais aussi et surtout de sels minéraux, tels que le zinc, le magnésium, le manganèse et le molybdène. Parmi les principaux pourvoyeurs figurent les produits aux céréales complètes, le poisson, les produits laitiers et les fruits à coque.

> La pratique régulière d'un sport est également bénéfique. Mais il faut se donner à fond.

Cycle menstruel et contrôle du poids

Chez la femme, le poids et l'appétit varient suivant les différentes phases du cycle menstruel. L'appétit est essentiellement régulé par

ASTUCE

Adaptez votre programme sportif à votre cycle menstruel et diminuez d'intensité dans la seconde phase. Avant et pendant les règles, en effet, les capacités intellectuelles, mais aussi physiques, sont au plus bas. Vous êtes beaucoup plus vite essoufflée. Avant les règles, la progestérone est sécrétée en plus grandes quantités, ce qui fait augmenter le pouls et la tension. La saturation du sang en oxygène baisse. Le transport de l'oxygène dans l'organisme étant rendu plus difficile, vous êtes plus vite essoufflée et plus vite fatiguée. Prévoyez plutôt d'effectuer le gros de votre entraînement durant la première phase du cycle. Vous vous sentirez alors mieux et éviterez ainsi de solliciter inutilement votre organisme.

deux sortes d'hormones : œstrogènes et progestérone. Les œstrogènes favorisent le dépôt de graisses sous la peau. Heureusement, lors d'un pic œstrogénique (1re moitié du cycle), la plupart des femmes n'ont pas autant d'appétit que pendant le reste du cycle : elles ne prennent donc en général pas trop de poids. Si vous avez toutefois l'impression que vos bourrelets prennent du volume, vous pouvez, jusqu'à un certain stade, contrôler le taux d'œstrogènes en réduisant l'apport lipidique journalier et en relevant l'apport en fibres alimentaires. Dans la seconde phase du cycle, la progestérone est libérée en plus grandes quantités. Durant cette période, les femmes ont tendance à trop manger, notamment des glucides. Vous pouvez rompre le cercle vicieux qui s'instaure alors suite à l'excès de sucre et de glucides simples, en prenant environ 150 calories supplémentaires sous forme de glucides complexes (par exemple, des produits aux céréales complètes et des légumes). Vous devez aussi absolument éviter les boissons caféinées comme le café, le thé et les boissons au cola. La caféine libère le sucre stocké dans le foie, permettant ainsi au cercle vicieux néfaste de recommencer.

À partir de 40 ans, le corps jaune produit moins de progestérone, l'hormone qui sert, entre autres, à protéger les fibres collagènes formant la charpente du derme. Ce qui conduit la peau à se relâcher et à se rider.

Suite au relatif excédent d'œstrogènes, les cellules graisseuses des tissus adipeux sous-cutanés se remplissent et s'étendent. Les lignes du corps s'en trouvent modifiées. Des bourrelets disgracieux se forment, surtout au niveau du ventre et des fesses, mais aussi des cuisses et des bras. Après 40 ans, il convient donc d'adopter une alimentation tout à fait saine et équilibrée (voir p. 95-100) et surtout de modérer votre appétit dans la seconde moitié du cycle.

LÉGER SURPOIDS ?

Si vous prenez malgré tout 1 à 2 kg par rapport à la première phase du cycle, ce n'est pas grave. En effet, il s'agit le plus souvent surtout de rétention d'eau, qui disparaît avec le début des règles.

CONSEIL

Les femmes disposant par nature d'une moindre quantité de testostérone pour raffermir les tissus, la cellulite leur pose un problème. Voici quelques trucs utiles pour éviter les capitons disgracieux :

> Massage quotidien des zones à risque (cuisses, fesses) avec une brosse spéciale, afin d'activer la circulation dans les tissus.

> Sauna et bain de vapeur pour activer le métabolisme et favoriser l'évacuation des toxines.

> Pratique régulière d'un sport.

> Crèmes spéciales, actives en profondeur, pour favoriser l'irrigation, activer le métabolisme lipidique et raffermir les tissus. Principes actifs importants : lierre, marron d'Inde, caféine, théophylline, guarana et ginkgo.

> Point essentiel entre tous : crèmes et produits similaires peuvent vous aider, à condition toutefois de bien les utiliser régulièrement.

Mincir en dormant

Des chercheurs de l'université de Columbia, dans l'État de New York, ont établi un lien entre le nombre d'heures de sommeil durant la nuit et le risque de surpoids. Les individus dormant moins de 4 heures par nuit ont 73 % de plus de risques de prendre des kilos superflus. Entre 4 et 5 heures par nuit, le risque de prendre des kilos reste encore bien élevé (plus de 50 %) par rapport à un dormeur moyen. Même avec 6 heures de sommeil, ce risque se situe encore à plus de 23 %. La raison : le sommeil est un processus d'activité intense et qui coûte beaucoup d'énergie. La différence de dépense énergétique par rapport au métabolisme de base à l'état éveillé est exactement de 50 kcal. Si l'estomac ne grouille pas et si l'on ne se réveille pas la faim au ventre, c'est grâce à la sécrétion nocturne de leptine, qui nous protège de la faim. Comme l'activité métabolique se poursuit, le corps peut brûler entre 70 et 100 grammes de graisse dans la nuit. Il nous appartient d'exploiter et d'inciter ce processus.

Brûler des graisses la nuit

Pendant que nous dormons, l'organisme est le théâtre de divers processus de réparation et de régénération auxquels contribue essentiellement l'hormone de croissance somatotrophine, produite pendant notre sommeil en grandes quantités par l'hypophyse. Cette hormone active les processus de croissance et de régénération du corps, réduit les cellules de graisse, contribue à la formation des muscles, rend la peau plus épaisse et stimule le cœur, la circulation et les reins. Elle donne, en outre, meilleur moral. En accélérant la combustion des graisses, elle gomme les « écarts » caloriques. Elle est donc votre principal allié dans la lutte contre les kilos. Corollaire positif : la peau gagne en élasticité et les muscles sont plus tendus.

Toutefois, si l'on dort trop peu, la somatotrophine n'a pas assez de temps pour brûler les graisses. Et si l'on dort moins, on a plus de temps pour manger, ce qui favorise le surpoids. Fait particulièrement fâcheux, des chercheurs ont établi que chez les personnes en surpoids, cette hormone est sécrétée en quantités moins élevées, ce qui favorise encore la prise de poids.

Le taux de somatotrophine sanguin peut être jusqu'à 15 % plus élevé chez les gens normopondéraux. Des expériences ont montré que cela faisait disparaître surtout les graisses du ventre. Une bonne nouvelle tout de même : dès que l'on perd du poids, la sécrétion de somatotrophine augmente automatiquement.

Manger léger le soir

Pour que cette hormone puisse bien agir durant la nuit, il est conseillé de manger modérément, et surtout des protéines, lesquelles fournissent des éléments essentiels à cette brûleuse de graisses. Par ailleurs, elles font barre à l'insuline, qui freine la combustion des graisses et contrecarre ainsi l'action de cette hormone. Comme un dîner équilibré n'est jamais exempt de glucides, il faut surtout veiller à manger assez tôt – si possible avant 19 heures. Le corps dispose alors d'assez de temps pour éliminer le sucre et l'insuline du sang.

Une petite quantité de glucides au dîner est par ailleurs importante pour la bonne humeur et le sommeil. Or, la sérotonine, hormone de la bonne humeur, ainsi que la mélatonine, hormone du sommeil, sont fabriquées dans le cerveau à partir de l'acide aminé tryptophane. Pour parvenir à destination, celui-ci a besoin d'insuline (dont la sécrétion est stimulée par les glucides). Cette hormone achemine rapidement vers les cellules les acides aminés résultant de la décomposition des protéines – sauf le tryptophane (qu'elle concentre dans le sang). Celui-ci parvient ainsi plus vite et en plus grandes quantités au cerveau, où il est prêt à être transformé. Ce qui explique pourquoi l'on est content et souvent aussi un peu las après un bon repas.

CONSEILS POUR ATTIRER LA SOMATOTROPHINE

> Un sommeil profond et récupérateur est la meilleure garantie pour accroître sa production. Elle est libérée principalement dans la phase de sommeil profond.

> Avant d'aller vous coucher, évitez l'alcool, car il raccourcit les phases de sommeil profond et par voie de conséquence sa production.

> Le sport active également sa production, quel que soit le type d'exercice, le mieux étant de pratiquer l'activité qui vous plaît tous les jours pendant 20 minutes.

> Le soir, combinez des protéines avec des vitamines C et B6. L'organisme s'en sert pour fabriquer de la somatotrophine. Bonnes combinaisons : viande/poisson ou produits aux céréales complètes avec des fruits ou des légumes.

> L'arginine et l'ornithine – acides aminés disponibles en pharmacie – activent également la production de la somatotrophine. Prenez dans tous les cas conseil auprès d'un spécialiste.

Jeûne du soir

Ne plus rien prendre dès 16 heures, à part du thé et de l'eau : ce conseil, censé aider à conserver une ligne svelte et un air jeune, circule aujourd'hui comme la panacée entre initiés dans certains cercles. Ils n'ont pas tout à fait tort : d'une part, cela permet d'économiser des calories – des calories autrement aisément transformables en bourrelets durant la nuit. D'autre part, cela permet d'activer la production de somatotrophine et de testostérone. Libérées durant la nuit – à cause du manque de nourriture – lorsque le corps entre en hypoglycémie, elles font toutes deux fondre la graisse et retendent la peau et les muscles. Normalement, la production d'hormones fonctionne à plein régime dans la deuxième partie de la nuit seulement, lorsque toutes les calories du dîner ont été brûlées. Si vous sautez le repas du soir, les hormones de la minceur entreront en action plus rapidement et pourront agir plus longtemps. L'organisme produit alors également plus de mélatonine (hormone du sommeil), qui aide notre corps à rajeunir. L'ennui sur le plan biologique, c'est que lorsqu'il est privé de repas le soir, l'organisme « croit » qu'une famine menace et lance son programme de prévoyance ; il freine la combustion des calories et il devient plus difficile de mincir. Toute une troupe de neurotransmetteurs se pressent par ailleurs dans le cerveau pour vous donner terriblement envie de manger. Vous payez ainsi la quantité de graisse brûlée la nuit par les hormones par un appétit démesuré la journée suivante : c'est un cercle vicieux qui s'amorce. En outre, il est souvent difficile pour bien des gens de dormir avec le ventre qui gronde. Les personnes hypotendues ont, par ailleurs, des troubles du sommeil, ce qui ralentit les hormones brûleuses de graisse.

Aussi, optez pour une alternative au saut de repas du soir, mieux tolérée sur le plan biologique : prenez un repas léger, et surtout, pas trop tard. L'organisme a alors assez de temps pour digérer les aliments sans prise de poids. Vous pouvez dormir tranquillement et produire beaucoup d'hormones. Évitez absolument de dîner après 20 heures. Et faites une petite promenade après le dîner. Elle active la digestion et vous aide à vous endormir.

CONSEIL

Vous pouvez sauter le repas du soir, mais pas plus de deux fois par semaine, sinon l'organisme pourrait se sentir menacé par la famine.

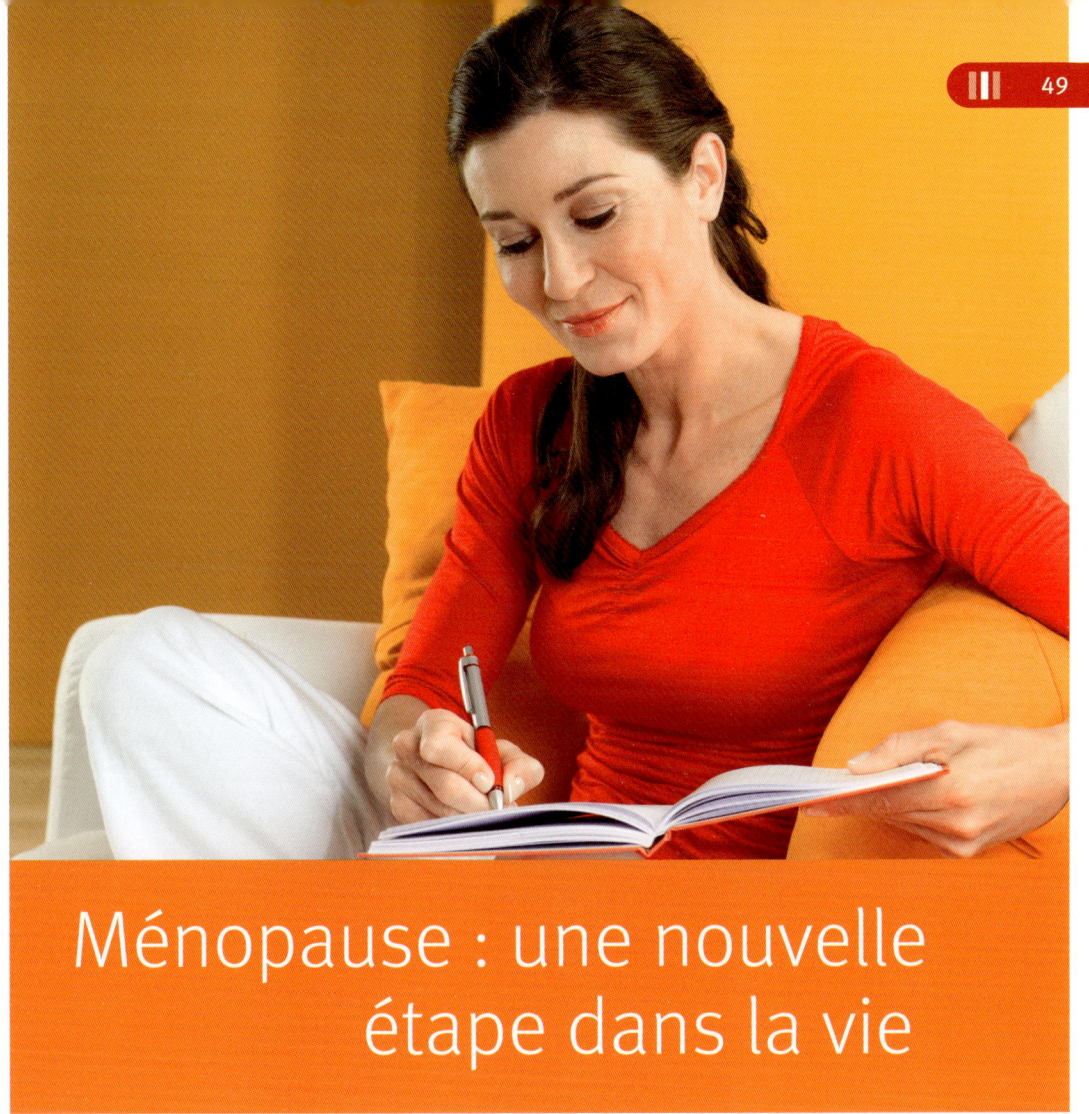

Ménopause : une nouvelle étape dans la vie

Quelque part entre 45 et 55 ans, les hormones annoncent la fin de la fécondité chez la femme : le cycle se fait irrégulier (tout d'abord plus court), les saignements plus importants, des bouffées de chaleur apparaissent. D'autres troubles peuvent s'installer, notamment de la nervosité, des insomnies et des états dépressifs. En langage populaire, tous ces phénomènes sont regroupés sous le terme de « ménopause ». Les troubles ne sont aucunement pathologiques, mais déclenchés par les variations du taux d'hormones sexuelles dans le sang.

Une fois que l'activité hormonale est à nouveau équilibrée, les indispositions disparaissent également. En règle générale, ce processus d'adaptation du corps prend de deux à sept ans. Les symptômes et leur intensité diffèrent d'une femme à l'autre. Certaines n'ont même aucun trouble. Par ailleurs, la ménopause intervient avant 40 ans chez 1 % seulement des femmes. Cela résulte le plus souvent de causes pathologiques, et surtout de dérèglements thyroïdiens, tels que diabète, anorexie nerveuse, maladies auto-immunes ou cancer.

Comment bien traverser la ménopause

La ménopause signifie certes la perte de la capacité de reproduction, mais pas de la féminité. Bien au contraire ! Si la fluctuation mensuelle des hormones sexuelles dans les années de fécondité était à l'origine de certains troubles, le taux constant retrouvé après la ménopause se traduit par plus de paix intérieure et de sérénité. Parallèlement, nombreuses sont les femmes qui se sentent alors bien plus performantes intellectuellement. Ne regrettez pas la fin des années de fécondité et voyez la ménopause comme une opportunité de donner un tour nouveau et plus positif à votre vie. Vivez une nouvelle féminité. Adaptez votre mode de vie, votre alimentation, mais aussi et surtout votre conception de la vie en fonction de votre nouvel équilibre hormonal. Découvrez votre ligne biologique idéale ! Néanmoins, cette phase de bouleversement s'accompagne pour la majorité des femmes de manifestations plus ou moins désagréables. Avec le mode de vie adapté, vous pouvez cependant contribuer à ce que votre qualité de vie ne cesse de s'améliorer au lieu de se dégrader. Adoptez un nouveau style de vie après 40 ans. Si vous prenez beaucoup trop de poids malgré un mode de vie équilibré et que vous souffrez de troubles prononcés, vous devez absolument consulter votre médecin traitant ou votre gynécologue. Peut-être souffrez-vous d'une affection exigeant un traitement particulier (par exemple, un dérèglement hormonal, des troubles du métabolisme ou une carence marquée en vitamines et en minéraux).

IMPORTANT
Dans quelques rares cas à déterminer par un médecin, il peut être utile de vérifier la situation hormonale pendant la ménopause. En fait, le taux d'hormones diffère d'une femme à l'autre et il n'est pas corrélé à l'intensité des troubles. Par ailleurs, ce taux varie fortement au cours de la ménopause. Une analyse de sang ne fournit qu'un instantané de la situation et n'est donc que rarement exploitable sur le plan thérapeutique.

Stop aux kilos supplémentaires

Comme s'il n'était pas assez difficile à la ménopause de se confronter au vieillissement, bien des femmes connaissent en plus des problèmes de poids. La lutte avec la balance est liée à la chute du métabolisme de base, elle-même due à l'âge. On a tout simplement besoin de moins de calories qu'avant. Bien des gens ont toutefois du mal à adapter leur comportement alimentaire à ces nouvelles exigences. Le modèle d'alimentation après 40 ans vous aidera, sans vous priver, à éviter une prise de poids constante. Ce qui est tout à fait bénéfique pour la taille et la forme (voir p. 94-100).

Les changements intervenant dans la sécrétion des hormones sexuelles influent aussi sur la prise de poids – quoique de manière secondaire. L'excédent d'hormones mâles, tout particulièrement, se traduit par une modification du schéma de répartition des graisses. Les calories superflues s'accumulent de préférence au niveau du ventre et deviennent ainsi dangereuses sur le plan cardiovasculaire. Veillez donc à suivre attentivement les conseils sur les graisses abdominales (voir p. 30-37).

ASTUCE

Des chercheurs ont découvert que, dans les années précédant et succédant la ménopause, l'organisme n'était souvent pas assez alimenté en vitamine D. Elle est en effet fabriquée dans la peau avec l'aide du soleil, et ce mode de production organique se ralentit avec l'âge. En outre, les femmes – par souci (tout à fait légitime) de protéger leur peau – ne s'exposent alors plus aussi longtemps au soleil. Cette vitamine jouant un rôle important pour la santé des os (prévention de l'ostéoporose) et le système immunitaire, c'est justement maintenant qu'il faut investir dans des bains de soleil bien dosés. L'idéal, c'est de se promener régulièrement au soleil. Exposez la plus grande partie de votre corps, pas seulement le visage ou les bras. Faites-le sans produits antisolaires, autant que l'autorise votre protection intrinsèque, puis passez-vous de la crème. De récentes études ont en effet montré que les produits antisolaires empêchaient la production de vitamine D.

Stop aux bouffées de chaleur

Les bouffées de chaleur font partie des troubles les plus désagréables de la ménopause. Résultant d'une irritation de la centrale de la température dans le cerveau, consécutive aux changements hormonaux, elles peuvent être foudroyantes. Si elles ne durent le plus souvent que quelques minutes, cela peut malgré tout suffire à se sentir vraiment mal. On ne peut guère les supprimer complètement, mais on peut tout de même bien les atténuer.

> Évitez tout ce qui peut conduire à un fort échauffement du corps, notamment l'alcool, le tabac ou le café, mais aussi les épices fortes, comme le poivre, le piment rouge, le gingembre, le curry et la cannelle. Faites bien attention à ce qui vous échauffe.

> Les mélanges d'infusions contenant des plantes apaisantes et rafraîchissantes comme la sauge, l'avoine, les feuilles de fraisier, le sureau et le houblon régulent la température du corps. Buvez-en une tasse de temps à autre dans la journée – tiède si possible.

> Portez des vêtements légers et respirants, comme la soie, le lin ou le coton. Préférez les couleurs sur lesquelles les taches de sueur se voient peu (des tons très clairs ou très sombres, par exemple).

> Si vous transpirez beaucoup, demandez à votre médecin les préparations à base de plantes les plus susceptibles d'atténuer le phénomène.

Pour une peau jeune

À la ménopause, bien des femmes se plaignent d'avoir une peau sèche et squameuse. Diverses études ont montré l'efficacité des crèmes aux extraits de soja. Après 12 semaines en moyenne, l'aspect de la peau s'améliore de façon notable grâce à ces produits. Cela vaut donc tout à fait

Aliments riches en calcium	
Aliments	**Calcium pour 100 g**
Fromage suisse	750 mg
Sardines entières	300 mg
Lait écrémé	120 mg
Agar-agar	160 mg
Jus d'orange additionné de calcium	130 mg
Amandes	120 mg
Yaourt	118 mg
Chou vert (cuit)	115 mg
Noisettes	113 mg
Épinards (cuits)	111 mg
Tofu ferme	100 mg
Chou chinois	80 mg
Pois chiches (cuits)	60 mg

la peine de penser à changer de produits de soin. Avantage supplémentaire : si vous aviez jusqu'ici souvent une peau trop grasse, des boutons et des points noirs, vous pouvez enfin vous réjouir de retrouver une peau nette.

Prévention de l'ostéoporose

Comme nous l'avons vu, vers la quarantaine, un bon équilibre hormonal et une alimentation saine sont très importants pour votre ligne et votre pouvoir de séduction, car ce sont eux qui vous permettent de rester en forme et performante. Un autre facteur vient s'ajouter vers la cinquantaine, c'est l'ostéoporose.

Caractérisée par une fragilisation des os et susceptible d'entraîner de graves douleurs, elle touche, à des degrés divers, 30 % des femmes après la ménopause. C'est un processus insidieux au cours duquel la dégradation de la masse osseuse conduit à une perte de stabilité et à des douleurs au niveau des os (mal de dos principalement), ainsi qu'à la modification de la posture du corps et souvent à des fractures (parfois difficiles à guérir).

Des aliments pour des os solides

La perte d'un à deux centimètres en taille, un dos qui se voûte, et des douleurs, surtout au niveau des vertèbres dorsales et lombaires, et aussi lors d'un effort physique, tels sont les premiers signes d'une ostéoporose. Vous pouvez prévenir cette fragilité osseuse et même redonner leur force aux os affaiblis :

> Mangez suffisamment d'aliments riches en calcium. Les meilleurs pourvoyeurs sont le lait et les produits laitiers allégés, ainsi que les fromages à pâte dure (voir tableau à gauche).

> Veillez à un apport suffisant en vitamine D, afin de favoriser la densité osseuse. Le meilleur moyen est de prendre le soleil. Un bain de soleil de seulement trois minutes, durant

ASTUCE

L'ostéoporose n'est pas uniquement favorisée par une mauvaise alimentation et un manque d'exercice. On considère les dépressions prolongées également comme un facteur de risque. En effet, lors d'une dépression, l'interleukine-6 circule en quantités plus élevées dans le sang et contribue à la perte osseuse. Si la pratique régulière d'un sport permet de faire baisser ce médiateur chimique dans le cas d'une dépression légère, il est nécessaire de consulter un psychothérapeute en cas de dépression plus grave.

lequel le visage, les mains, les bras et les jambes sont exposés vous en apporte une dose suffisante. Choisissez plutôt le matin ou la fin d'après-midi, à raison de deux fois quinze minutes.

> Prenez suffisamment de vitamine A (ou de bêta carotène), afin de stimuler l'assimilation des nutriments essentiels dans l'intestin. Bons pourvoyeurs : légumes de couleur jaune ou orange, comme les courges et les carottes, ainsi que les légumes à feuilles vert foncé (épinards, blettes).

> Réduisez les phosphates dans votre alimentation, car ils freinent l'assimilation du calcium, qui est excellent pour les os. À éviter : limonades, Coca-Cola ou encore certaines boissons énergétiques et quelques fromages fondus.

> Ne buvez jamais plus de deux tasses de café ou sodas par jour. Ces boissons contiennent de la caféine, qui favorise l'élimination du calcium. Les thés noir ou vert n'ont pas cet effet, car la caféine est dans ce cas liée aux tannins et n'est donc pas assimilable.

> Faites régulièrement de l'exercice, en combinant l'endurance (jogging ou vélo, par exemple) et la puissance (voir p. 78-83).

> Arrêtez de fumer et réduisez votre consommation d'alcool.

Hormones végétales

Un traitement hormonal porte toujours sérieusement atteinte au métabolisme. Et des aides naturelles sont bien plus douces et tout aussi efficaces. Quelques aliments et plantes médicinales contiennent en petites quantités des substances semblables aux hormones, bénéfiques à l'organisme féminin. C'est une bonne base pour retrouver l'équilibre hormonal en douceur. On constate en effet de bons résultats dans le cas de troubles de santé pour lesquels une préparation à base d'hormones classique serait trop forte. Demandez conseil à un médecin spécialisé ou à un naturopathe.

Phyto-œstrogènes : bons ou mauvais ?

Cent à mille fois moins forts que les œstrogènes naturels, ces composés végétaux (les isoflavones) sont souvent utilisés dans les compléments alimentaires pour un traitement en douceur des troubles de la ménopause, comme les bouffées de chaleur ou les

CONSEIL
Observez-vous devant un paquet de chips ou une tablette de chocolat. Est-ce que vous parvenez à vous arrêter après quelques bouchées ? Probablement pas. Évitez donc ce type d'aliments de manière aussi stricte que possible. Sinon, votre apport calorique sera toujours trop élevé – tout aussi disciplinée que vous soyez par ailleurs.

sueurs. Ils sont considérés comme la méthode alternative la moins risquée à la thérapie – plutôt contestable – de prise d'hormones. Différentes études scientifiques ont cependant montré que l'effet positif des isoflavones seuls n'était pas avéré, car ils sont présents dans des préparations de compléments alimentaires. Elles ont également indiqué qu'à long terme, la prise isolée d'isoflavones (plus de 100 mg par jour) pouvait perturber le fonctionnement de la thyroïde, voire même encourager ou développer un cancer du sein. C'est pourquoi prendre des préparations de compléments alimentaires à base de phyto-œstrogènes doit se faire sous contrôle médical. À l'inverse, les phyto-œstrogènes qui sont naturellement présents – en faible concentration – dans la composition de certains aliments sont sans risque. Les meilleurs pourvoyeurs sont notamment le soja, le lin, le brocoli, les prunes, le blé, les olives et les graines de tournesol. On en trouve également aujourd'hui sous la forme de capsules.

Une nature bienveillante

Il existe de nombreuses préparations végétales qui atténuent les maux provoqués par les changements hormonaux et qui contribuent ainsi à un mieux-être, comme par exemple le poivre sauvage ou l'agneau-chaste, l'actée à grappes noires, la racine de réglisse, le trèfle des prés ou encore l'huile d'onagre. Le choix de la préparation s'effectue en fonction des symptômes individuels. Alors n'hésitez pas à prendre conseil auprès d'un spécialiste !

IMPORTANT

Diverses études réalisées ces dernières années à l'échelon international ont démontré que les risques liés à une thérapie à base d'hormones dépassent de loin les bénéfices qu'on peut en retirer. Il s'avère par ailleurs que les hormones ne sont pas non plus appropriées pour la prévention des maladies cardiovasculaires. Au contraire, une thérapie aux hormones peut même faire augmenter le risque d'infarctus ou d'AVC. Aussi, les spécialistes préconisent-ils de n'administrer des hormones que dans le cas de troubles marqués et à doses aussi faibles que possible. N'essayez jamais de prendre des hormones en vente libre dans d'autres pays sans l'avis de votre médecin.

Si l'on peut choisir certains aliments pour améliorer l'apport en vitamines ou en sels minéraux, cela n'est malheureusement pas possible pour l'équilibre hormonal. Pour vos hormones, vous devrez surveiller votre mode de vie dans son ensemble et adopter une alimentation globalement appropriée. Afin d'optimiser l'action conjuguée des différentes hormones, elle devra être équilibrée, complète et variée sur le long terme. Mais il existe une multitude d'actions possibles :

1   Les ennemis des hormones sont le sucre, l'excès de graisses, l'abus d'alcool et le tabac. Vous ruinez ainsi durablement votre équilibre hormonal !

2   Veillez à ce que l'apport en sels minéraux soit suffisant dans votre alimentation. Les enzymes qui synthétisent les hormones seront alors plus efficaces. On trouve beaucoup de sels minéraux dans les fruits et les légumes, ainsi que les produits laitiers ou céréaliers. Évitez tout particulièrement une carence en magnésium. De nombreuses hormones agissent par le biais de chaînes réactionnelles faisant appel à ce sel minéral. On en trouve beaucoup dans le cacao, le lait, les noix et certaines eaux minérales.

3   Prenez suffisamment de vitamine C. Plusieurs hormones en ont besoin pour leur formation. On la trouve principalement dans les fruits et les légumes frais. Répartissez les prises sur toute la journée. Tout excédent de vitamine C est en effet excrété par le corps sans qu'il soit utilisé.

4   Absorbez suffisamment de protides (céréales, viandes et poissons). La plupart des hormones activent la production de protéines (généralement des enzymes) dans la cellule. Ce processus fonctionne uniquement si l'organisme dispose de suffisamment d'unités structurales, autrement dit, d'acides aminés.

5   Essayez d'observer plus de régularité au quotidien. Les hormones ont besoin de sollicitations régulières et leur rythme de sécrétion peut se dérégler si vous menez une vie trop décousue. Il est certes très exaltant d'avoir une vie très animée, sans attachement aux conventions ni aux règles, mais ce mode de vie entraîne à terme le dérèglement du rythme de sécrétion hormonale. Mieux vaut donc être régulière, plus particulièrement en ce qui concerne les heures de repas et de coucher. Pour la stabilité de votre équilibre hormonal, mieux vaut donc mener une vie équilibrée.

6   Vous noterez que la production d'hormones réagit très bien aux sollicitations extérieures. Ainsi, l'exposition régulière au soleil est bénéfique à l'activité hormonale dans l'organisme. Profitez du grand air, surtout au printemps, et observez bien attentivement l'éveil de la nature. Vos hormones sortiront elles aussi de leur sommeil d'hiver.

7   Pour vos hormones sexuelles, rien de tel que de vous adonner fréquemment aux plaisirs de la chair. Rien que la perspective d'une aventure peut être efficace. Les hormones réagissent en effet déjà très bien à un romantique dîner aux chandelles ou à un coucher de soleil évocateur…

8   Les médecins ayurvédiques recommandent un massage matinal de tout le corps aux huiles végétales. La peau produit en effet de petites quantités d'hormones de croissance et d'hormones sexuelles. Or, le massage active la production naturelle de ces hormones, favorise une meilleure irrigation et calme les nerfs. Un tel massage est, par ailleurs, un excellent soin pour la peau, car il lui conserve son velouté et son éclat. Ces effets sont éminemment bénéfiques après la ménopause, lorsque la peau se ride et se relâche, suite à la baisse de production d'œstrogènes.

9   Profitez des changements qui s'opèrent dans votre corps pour changer votre vie. Si vous vous êtes toujours occupée exclusivement de votre famille et de vos enfants, vous devriez maintenant penser un peu plus à vous. Même si vous avez toujours donné le maximum à votre travail, pensez désormais à déléguer certaines tâches. Aménagez-vous des espaces de liberté personnelle.
Peut-être découvrirez-vous des aspects de votre personnalité que vous ne pouviez jusqu'ici pas exprimer, notamment un passe-temps dans le domaine des activités créatives, telles que la peinture ou l'écriture, la fascination pour des contrées lointaines, ou encore la joie de danser. Plus vous réaliserez vos aspirations les plus profondes, plus vous vous rapprocherez de la ligne idéale sur le plan biologique. Ce qui est en retour très bénéfique pour vos hormones.

10   Si vous voulez faire déterminer votre niveau hormonal par un spécialiste, décidez-vous avant le début de la ménopause. Les variations hormonales sont ensuite trop grandes et cette analyse n'a plus vraiment de sens. Le mieux est de prendre un rendez-vous à environ une semaine du début des règles. C'est là que se situe le pic de sécrétion de la progestérone ; celui-ci donne des indications sur les valeurs des autres hormones importantes que sont les œstrogènes et la testostérone. Si les examens pratiqués en laboratoire font apparaître un niveau d'hormones sous-optimal, voire une carence, informez-vous de manière détaillée sur le mode, la forme et le schéma de traitements possibles. Consultez un spécialiste qui sache prendre le temps nécessaire pour établir un plan de traitement adapté à votre cas particulier.

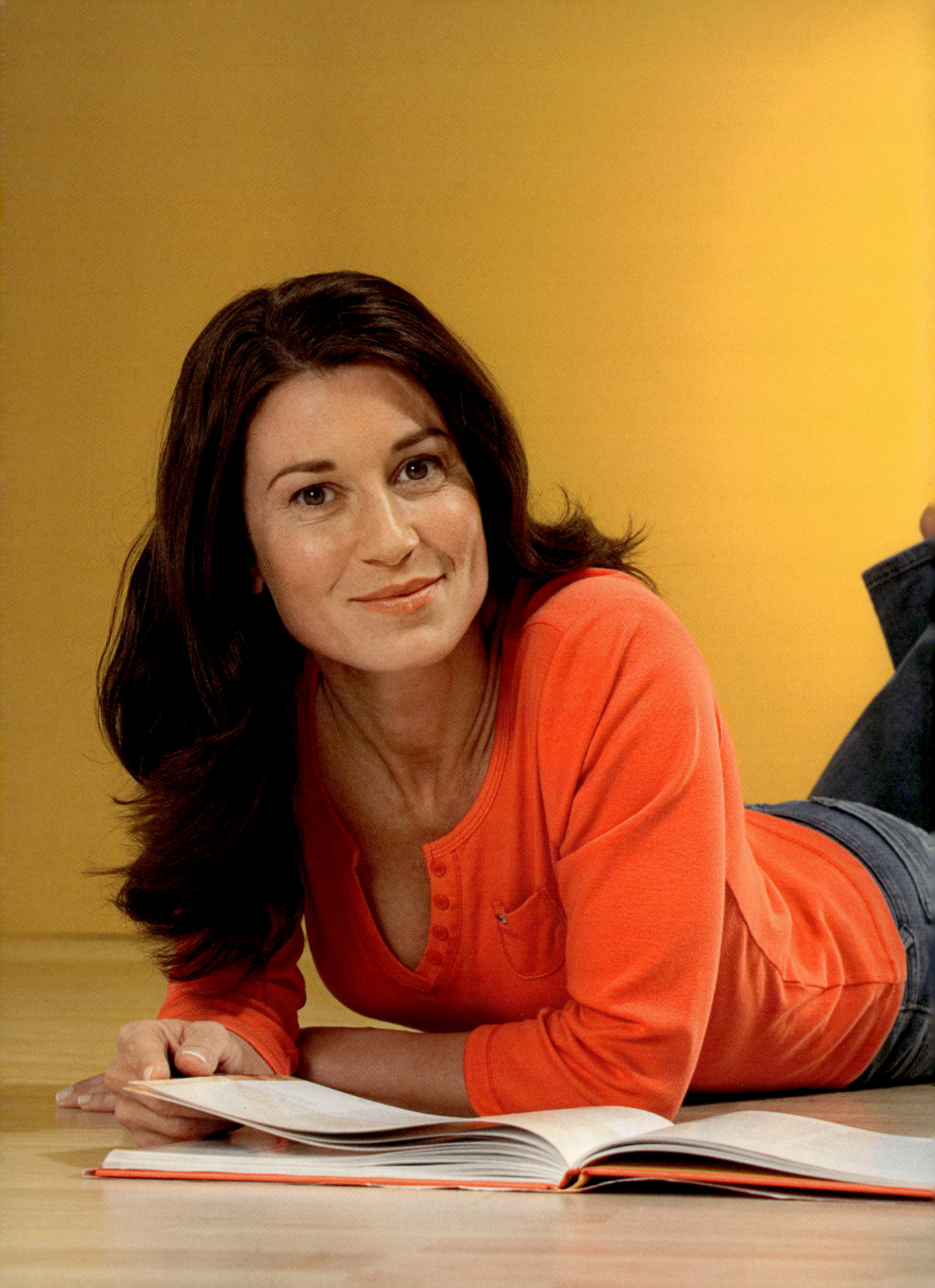

ADAPTEZ VOTRE STYLE DE VIE

Votre attitude générale influe sur votre poids autant que le rythme de vie, l'activité physique ou le sommeil.
À vous de trouver le style de vie qui vous convient !

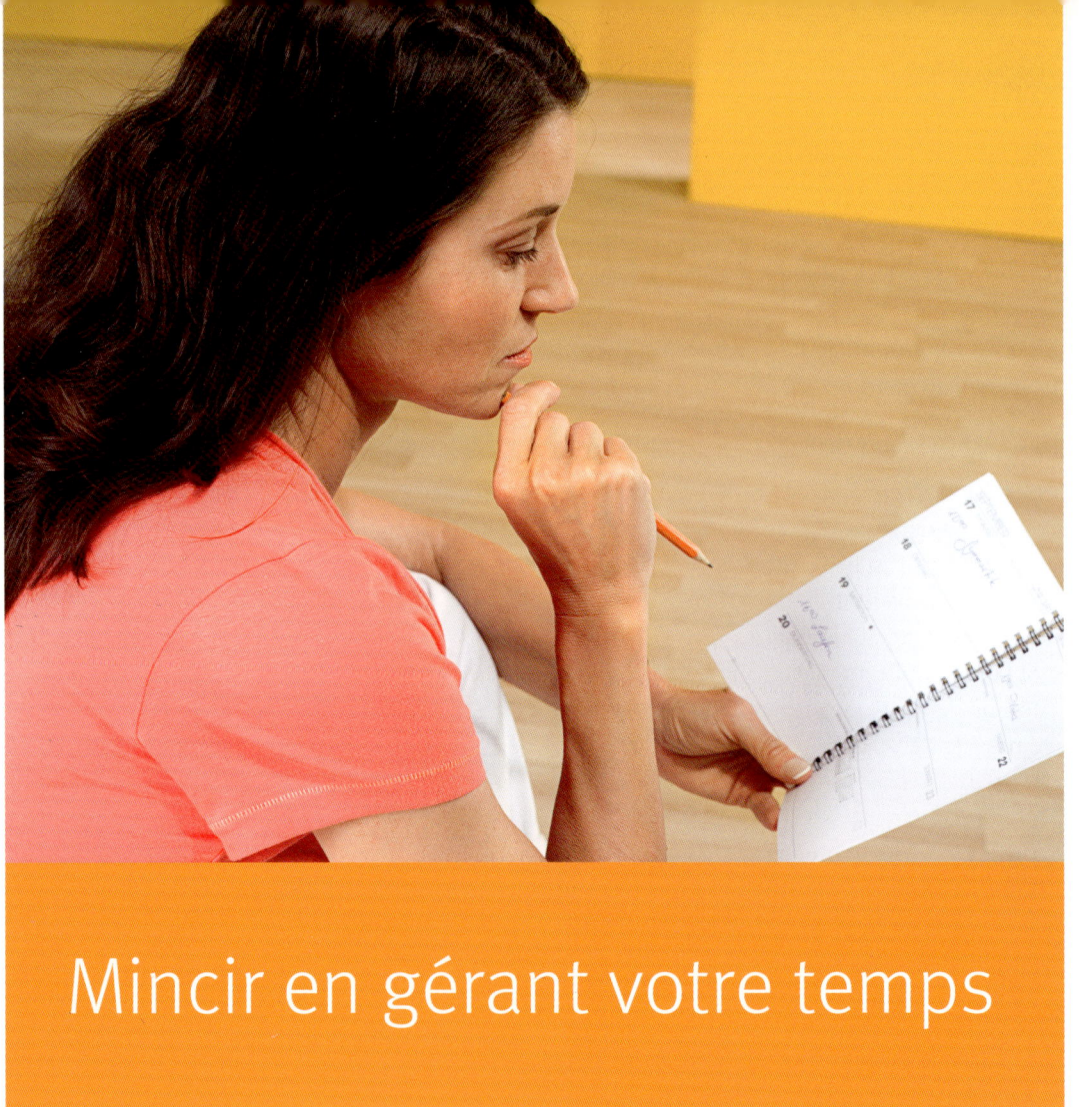

Mincir en gérant votre temps

Aussi incroyable que cela puisse paraître : si vous êtes toujours pressée, cela peut tout à fait venir de ce que vous traînez trop de kilos – car le surpoids fait aussi partie des maladies liées au manque de temps. Pour être mince et le rester avec l'âge, il faut prévoir suffisamment de temps à cet effet. Or, on ne peut acheter le temps nécessaire pour mincir comme un produit de régime. Aussi est-il important de bien gérer son temps pour éviter l'accumulation des kilos.

40 ans : un âge particulier

Il n'est pas rare que le surpoids et les tentatives vaines pour mincir aient une cause relativement simple : le manque de temps. Lorsque vous calculez le temps qu'il faut pour suivre certains régimes, on arrive vite à remplir la journée. Rien d'étonnant alors à ce qu'un tel projet soit voué à l'échec.

Comme nous l'avons vu dans les pages qui précèdent, le poids idéal – au plus tard après 40 ans – est le fruit de notre mode de vie. L'exercice, l'alimentation et la détente peuvent aider à rester mince, à condition de prendre régulièrement le temps voulu. Notre mode de vie moderne est bien trop marqué par le stress et la précipitation, aussi est-il souvent difficile d'appliquer ne serait-ce que quelques conseils évidents. Exemples :

> Si l'on travaille au moins 50 heures par semaine, on n'a guère le temps de pratiquer un sport de façon régulière et suffisante. Après de telles journées, on comprendra aisément que l'on soit attirées (presque) uniquement par le canapé et la télé, et non la salle de sport.

> Lorsqu'on doit en plus s'occuper d'enfants en bas âge, on n'a pas toujours le temps de trouver des légumes frais et de préparer de belles salades. Par manque de temps, nombre de femmes se rabattent sur des produits tout prêts, souvent riches en calories et peu nourrissants.

> Calmer une petite faim par une barre chocolatée ou des biscuits, c'est rapide et pratique. Des trucs à grignoter, on en trouve partout. Bien emballés, ils se glissent facilement dans une poche ou le tiroir d'un bureau, et il n'y a pas à les mettre au réfrigérateur. Les fruits et les légumes au contraire, il faut les acheter frais. Le plus souvent, il faut les conserver au froid et les laver avant de les manger. Enfin, il faut de la place pour un compotier.

> Les scientifiques sont aujourd'hui convaincus que la sieste est excellente pour conserver la ligne et pour le bien-être. Pourtant, dans la plupart des entreprises, il n'est guère possible de faire accepter un petit moment de détente de ce genre.

L'UNION FAIT LA FORCE

Aucune d'entre nous n'aime manger seule la collation préparée à la maison, pendant que les collègues se retrouvent à la cafétéria ou à la pizzeria du coin. Manger en société, c'est certainement plus agréable, mais ce que l'on mange est bien souvent nettement plus consistant et donc beaucoup plus calorique qu'on ne le voudrait. Choisissez bien ce que vous allez manger et cherchez des collègues lassées de la débauche de calories qui leur est régulièrement proposée.

Aucun doute là-dessus, même un rythme quotidien « normal » ne laisse guère de place à un programme complet de santé et de remise en forme. À 40 ans, on a le plus souvent des milliers d'obligations, que ce soit au travail, dans la famille ou dans son cercle d'amis. De toutes parts, les attentes sont grandes et demandent à être honorées. On fait bien des choses par plaisir, mais il vient un moment où le temps manque, tout simplement.

Les changements métaboliques autour des 40 ans devraient être l'occasion de revoir votre mode de vie et de modifier certaines choses. Passez une journée en revue pour voir comment et à quoi vous passez/perdez votre temps. Vous serez surprise de noter que votre bien-être n'apparaît guère dans ce décompte. Et c'est justement l'une des raisons qui vous empêchent de mincir ou de conserver la ligne. Une belle silhouette et une mine rayonnante exigent en fait des efforts réguliers.

Tout comme vous planifiez soigneusement vos rendez-vous professionnels, vous devez vous faire « gestionnaire de votre silhouette ». Vous n'avez apparemment aucune peine à trouver du temps pour vous brosser les dents, prendre une douche ou regarder la télé. Ces activités sont devenues des habitudes de vie bien ancrées. Faites de même avec les actions liées au mode de vie après 40 ans, et vous aurez bientôt aussi assez de temps pour ces dernières.

La minceur, ça se planifie

Fixez vos priorités ! À 40 ans, il est temps de se concentrer sur l'essentiel. Vous savez instinctivement ce qui est important pour vous et ce qui vous fait du bien. Bien sûr, il n'est pas réaliste de négliger le travail et/ou la famille pour mener à bien un programme de santé ambitieux. D'ailleurs, ce n'est pas du tout nécessaire. Il vous suffit de trouver l'équilibre entre les exigences du quotidien et vos besoins. En réfléchissant un petit peu, vous constaterez que le projet de mode de vie après 40 ans s'intègre dans votre quotidien. Les conseils ci-après devraient donc vous donner des idées pour le réorganiser entièrement au plus tôt.

DES LOISIRS ACTIFS
Au lieu de la sortie au restaurant ou au cinéma, partez en randonnée ou allez vous baigner avec des amis. Pensez pour une fois à les retrouver dans le cadre d'une activité sportive. Vous prendrez autant de plaisir, et vous soignerez votre ligne par la même occasion.

Programme sportif personnel pour votre bien-être

Même si vous n'avez que 20 à 30 minutes pour vous entraîner, cela en vaut la peine. Pour réussir à coup sûr, suivez ces conseils :

> Le plus efficace, c'est d'effectuer votre programme sportif dès le matin. Après une journée de travail, on n'a souvent ni le temps, ni l'énergie et ni l'envie de s'activer. Vous pouvez peut-être prévoir quelques exercices de gymnastique et/ou de course tranquille, et débuter votre journée (au travail) un peu plus tard, satisfaite d'avoir fait quelque chose pour vous.

> Si vous n'avez pas du tout de temps ni d'énergie (tension faible) pour votre programme sportif le matin, il faut l'intégrer de suite après le travail. Une fois assise dans le canapé ou que vous commencez à manger, c'en est terminé pour le sport. Choisissez une discipline n'exigeant pas trop de préparation ni de partenaires, comme la marche, le jogging ou le vélo. Vous n'avez plus qu'à enfiler votre tenue de sport et c'est parti !

> Bougez plus au quotidien. On a découvert que les « séquences » de fitness s'additionnaient et faisaient du bien au corps. Aussi, préférez l'escalier à l'ascenseur, le vélo à la voiture et marchez le plus possible.

> Prévoyez absolument une séance de remise en forme hebdomadaire. La famille et les amis s'habitueront à ce que vous ne soyez pas disponible une fois par semaine. Le meilleur jour reste le vendredi. Cette soirée de sport servira alors un peu de tampon entre la semaine de travail et le week-end.

L'alimentation de la forme

Cela prend bien sûr du temps de s'alimenter correctement : il faut acheter des produits frais, il faut du temps pour les couper, les mitonner ou les faire étuver. Et comme si cela ne suffisait pas, les rayons légumes de nombreux supermarchés

LA TENUE QUI VOUS MINCIT

L'apparence dépend surtout de l'image que l'on renvoie, du soin que l'on prend de sa personne et du choix judicieux de ses tenues – et non des kilos. Voici quelques conseils pour les femmes un peu fortes :

> Évitez les motifs voyants sur les pièces d'un même ensemble.

> Choisissez une coupe élégante et un peu lâche. Évitez les vêtements trop près du corps.

> Évitez les matières chargées comme les textiles à larges mailles ou les lourdes étoffes de tweed, car elles vous grossissent.

> Choisissez des tons unis foncés pour le bas du corps et des couleurs lumineuses plus près du visage.

> Choisissez des tuniques légères se terminant en dessous de la partie de votre corps où vous êtes la plus forte.

> Préférez les bas sombres aux bas plus clairs.

sont souvent vides et les queues très longues aux caisses – un problème qui touche plus particulièrement les personnes exerçant une activité professionnelle. Les produits de type restauration rapide et les sucreries, au contraire, il n'est pas difficile de les trouver, ils sont disponibles 24 heures sur 24. On peut par ailleurs les préparer très vite et les conserver facilement. Cependant, il est possible de s'alimenter à la fois rapidement et correctement.

> Achetez des légumes aussi frais que possible et conservez-les bien au frais dans des récipients hermétiques. Cela vous permet de disposer de petites réserves.

> Certains robots permettent de hacher légumes et fines herbes en un clin d'œil. Lorsque vous achetez l'un de ces appareils, veillez à ce qu'il soit facile à nettoyer (lave-vaisselle), afin d'éviter de reperdre le temps gagné.

> Voyez s'il n'existe pas près de votre travail un marché où vous pourriez acheter des légumes à la pause déjeuner. Vous éviterez ainsi de perdre du temps en soirée dans des supermarchés bondés, et vous aurez plus de choix. Cela vous donnera aussi l'occasion de faire une ballade. Attention : conservez bien vos achats dans un endroit frais jusqu'au soir.

> La plupart des employés se nourrissent trop ou trop mal dans l'entreprise – ce qui est mauvais pour la ligne. Évoquez la question à votre travail. Proposez des plats moins caloriques à la cafétéria. Cela intéressera certainement bon nombre de vos collègues.

> Faites attention à la teneur en sucres et en graisses des aliments que vous achetez, et laissez tomber les sucreries. Sans réserves, pas de raison d'être tentée.

PODOMÈTRE

Des fabricants d'appareils de sport ont réalisé une étude sur la distance que nous parcourons quotidiennement. Le constat est consternant : nombre d'entre nous marchent tout juste 1 000 mètres par jour. Voyez si vous êtes dans ce cas. C'est très facile avec un podomètre. Fixé à la ceinture de votre pantalon ou de votre robe, ce petit appareil compte les pas effectués et les convertit en mètres. Le côté positif de la chose : si vous êtes dans la moyenne (1 000 m/j), vous brûlez déjà, pas moins de 500 kilocalories par semaine.

Du temps pour se détendre et mincir

Comme nous l'avons vu précédemment (voir p. 40-48), les hormones de notre corps nous aident elles aussi à rester mince, mais il faut les « entretenir » régulièrement – avec des occupations agréables comme le sexe, les bains de soleil ou le sommeil. Souvent, on manque malheureusement de temps, même pour ces choses. Essayez cependant de vous aménager des espaces de liberté.

> Réfléchissez aux travaux que vous pourriez déléguer, par exemple à une femme de ménage, à votre partenaire ou à vos enfants.
> Sachez dire non. Vous n'avez pas à répondre présente pour tous et en toute occasion.
> Pensez à ce qui vous prend autant de temps. Vous regardez trop la télévision ? Les tâches ménagères sont mal réparties ? Vous gaspillez du temps à des choses sans importance ? Apprenez les méthodes qui vous permettront de mieux gérer votre temps – grâce à un livre (voir p. 122) ou bien à un cours.
> Apprenez une méthode de relaxation que vous puissiez facilement intégrer dans votre vie et qui vous permette de vous recentrer. Vous vivrez le quotidien avec beaucoup plus de facilité.

En finir avec le stress

Nul ne peut complètement décrocher du quotidien. Malgré tous vos efforts pour tendre à la sérénité, vous vivrez toujours une situation de stress à un moment donné. Ce qui est néfaste pour la ligne. D'une part, le stress favorise le dépôt de graisses au niveau du ventre, et d'autre part, il entraîne un changement de comportement alimentaire souvent spectaculaire. Mettez à profit vos problèmes de poids pour repenser et réorganiser votre quotidien.

Faites échec à la « graisse du stress »

Même prise au piège du stress avec quelques kilos en plus, vous pouvez rompre le processus et (re)trouver votre poids de forme. Les cartes sont entre vos mains ; vous ne pouvez pas accuser vos gènes, car le comportement de chaque individu face au stress résulte en grande partie d'un apprentissage !

> Examinez votre carnet de rendez-vous : êtes-vous réellement aussi prise sur le plan privé et professionnel que vous ne puissiez pratiquement pas dégager de temps pour vous-même ? Nombre de femmes sont tellement occupées par leur travail et leurs enfants qu'elles se négligent elles-mêmes. Prévoyez des moments de pause !

IMPORTANT

Faites attention d'une part aux « déclencheurs de stress », tels que calmants ou excitants, notamment la caféine ou la nicotine, ainsi qu'aux médicaments sans ordonnance ou à l'alcool. À la longue, ces produits dérèglent totalement votre métabolisme. D'autre part, vous perdez ainsi la faculté d'évaluer vos propres capacités physiques.

LES PRINCIPAUX PIÈGES DU STRESS

Tout le monde peut de temps à autre perdre son calme, même les personnes aux nerfs les plus solides. Parmi les facteurs de risque les plus importants qu'il faut savoir déceler à temps, citons la démobilisation, le surmenage et la dispersion.

> Organisez votre journée pour ne pas être en permanence sous pression. Faites une pause le midi, accordez-vous même une promenade. Si vous sautez la pause, vous vous jetterez sur les aliments hypercaloriques que vous trouverez : barres chocolatées ou gâteaux.

> Acceptez la fatigue physique et intellectuelle après 15 heures ; cette baisse de régime est tout à fait normale. Essayez de régler les projets difficiles exigeant beaucoup d'énergie dès le matin. Si vous n'y parvenez pas, vous serez automatiquement « affamée » l'après-midi.

> Grignoter machinalement entre 15 heures et minuit, c'est la prise de poids assurée. C'est pourquoi il faut s'astreindre, pendant que le taux d'hormones de stress diminue (voir p. 27), à ne consommer que des fruits et des légumes.

> Mettez-vous au sport ! Des études ont montré que les femmes qui pratiquaient régulièrement une activité sportive prenaient moins de poids à la ménopause. L'exercice active la sécrétion d'hormones et de neurotransmetteurs, comme la bêta endorphine, la dopamine et la sérotonine, qui neutralisent les réactions au stress.

> Le rire limite la production d'hormones de stress. Des études ont montré que si les enfants rient plus de 400 fois par jour, ce chiffre tombe à 12 (!) chez l'adulte. Or, 10 minutes de rire ont le même effet que 100 coups d'aviron. De plus, le rire libère aussi de la bêta endorphine, hormone qui détend et neutralise les effets du stress.

PRÉVENIR LE STRESS

S'il est bien dosé, le stress peut aussi s'avérer très bénéfique : il permet notamment de réaliser de grandes performances physiques et intellectuelles, sources de succès, de bonheur et de satisfaction. Seul l'excès de stress est néfaste pour l'organisme : 30 à 40 % de nos réactions au stress sont innées. Les autres sont des comportements acquis durant nos expériences. Ne laissez pas la pression quotidienne bouleverser votre programme biologique. La sérénité, c'est une chose que l'on peut apprendre et à laquelle on peut s'entraîner, comme pratiquer quotidiennement des exercices de respiration ou de relaxation (qi gong ou yoga, par exemple).

Relation entre lumière et poids

Vous l'aurez aussi certainement remarqué : durant les longues journées d'hiver, on se sent toujours irrésistiblement attirée par des sucreries, alors qu'en été ou en vacances dans le Midi, cette envie disparaît comme par magie. Ne soyez pas étonnée, les responsables, ce sont encore une fois les hormones.

Dès que les jours diminuent et que le soleil faiblit, bien des gens éprouvent aussi un certain vague à l'âme. C'est pourquoi les scientifiques parlent de « dépression hivernale ». Cette mélancolie s'accompagne chez une partie des personnes concernées – et leur nombre n'est pas négligeable – d'une envie pratiquement irrésistible d'aliments riches en glucides, tels que le pain, les bananes, les pâtes ou les pommes de terre, mais aussi et surtout les sucreries.

Ces envies compulsives sont déclenchées par la mélatonine, l'hormone du sommeil, à laquelle seule la lumière peut s'opposer. Les mois d'hiver en particulier, la faible lumière du jour ne parvient pas à maintenir la mélatonine à un niveau bas.

Comment déjouer les graisses hivernales

Si vous savez que vous êtes facilement tentée par des sucreries et que vous prenez des kilos durant les mois d'hiver, adoptez certaines précautions.

> Contre une dépression hivernale légère, il existe un remède simple et économique : prendre l'air au moins une demi-heure par jour durant tout l'hiver (à la pause déjeuner, par exemple). La lumière du soleil fait circuler des neurotransmetteurs qui donnent au cerveau la même sensation agréable que le sucré. Ne mettez pas de lunettes de soleil, afin que votre rétine puisse capter le plus de lumière possible. Prévoyez des vacances d'hiver dans des régions ensoleillées et faites le plein de soleil. Les lampes qui donnent une lumière dont la composition spectrale se rapproche sensiblement de celle de la lumière du jour peuvent, elles aussi, prévenir la dépression hivernale.

> En cas de troubles graves, toutefois, un traitement spécifique s'avère nécessaire. Cela signifie deux à trois heures par jour d'exposition devant une lampe spéciale à forte intensité d'éclairement. Renseignez-vous dans un magasin spécialisé dans l'éclairage. Le mieux est d'installer cette lampe sur votre bureau – si possible, de façon à ce que vous puissiez vous exposer directement.

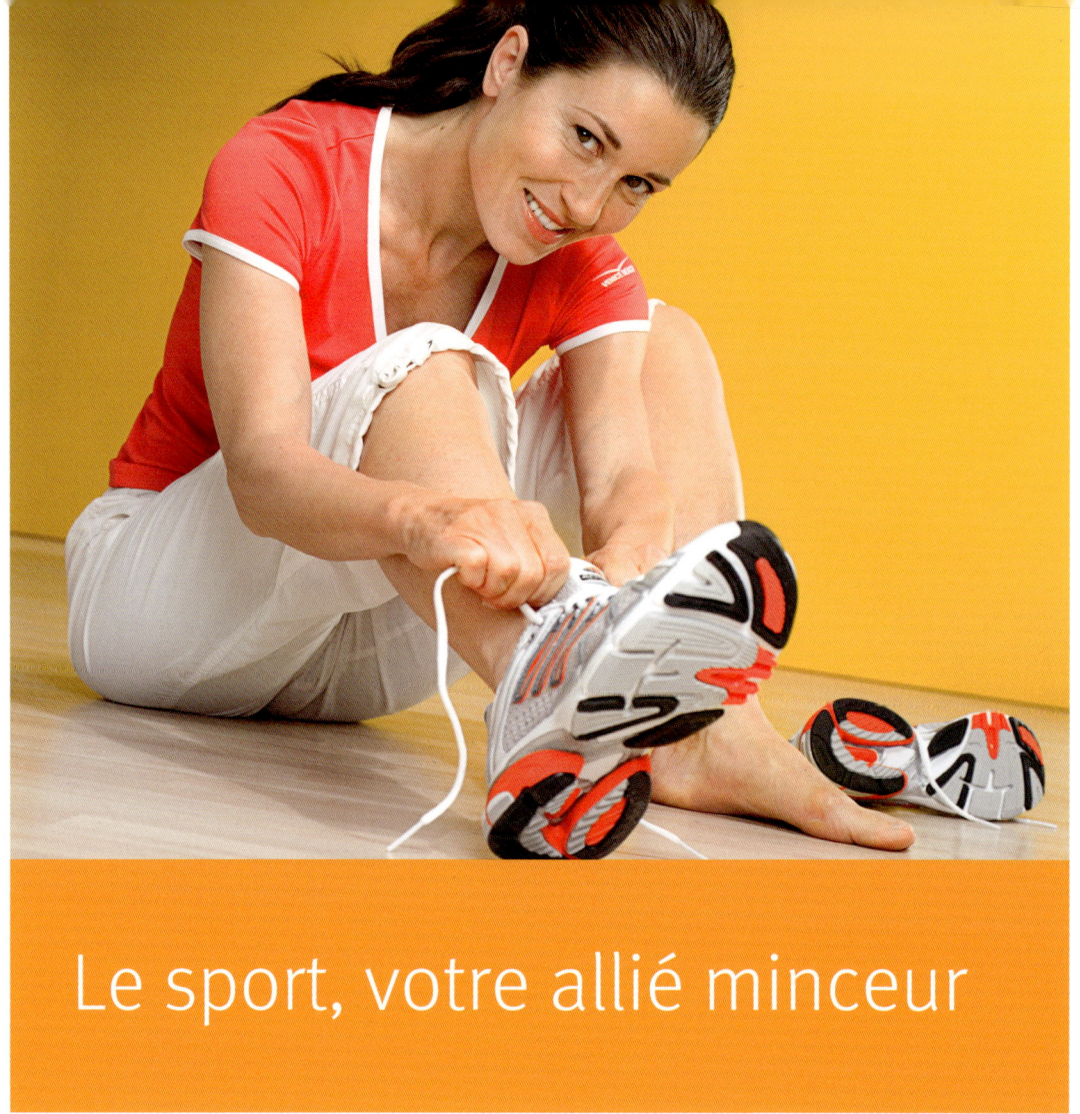

Le sport, votre allié minceur

Certaines cellules du corps fonctionnent comme de petites chaudières. Elles se nourrissent d'acides gras et de sucre qu'elles décomposent ensuite en unités d'énergie. Si le sucre peut être brûlé aussi bien avec ou sans oxygène, ce dernier est indispensable à la combustion des graisses. Pour que l'organisme puisse brûler les graisses, les cellules doivent donc disposer de suffisamment d'oxygène. Et vous pouvez les aider de diverses manières.

> À chaque inspiration, le corps fait le plein d'oxygène. Habituez-vous à respirer lentement et profondément, afin de faire passer le plus possible de ce précieux gaz dans vos cellules.

> Évitez non seulement de fumer, mais aussi le tabagisme passif. Le tabac entrave gravement l'alimentation des poumons en oxygène.

> Passez le plus de temps possible à l'extérieur, aérez bien votre maison et dormez avec les fenêtres ouvertes – s'il ne fait pas trop froid bien sûr !

> Faites du sport. L'oxygène passe mieux dans les tissus en mouvement qu'au repos. Cela est d'autant plus vrai en hiver, lorsque l'air est frais.

> Pratiquez un sport d'endurance (jogging, cyclisme) sans toutefois vous épuiser. Si vous sollicitez trop vos muscles, l'apport en oxygène se ralentit et l'organisme procède à une décomposition du sucre anaérobie. La graisse reste, et vous êtes pleine de courbatures.

> Entraînez-vous au moins une heure par jour. L'organisme commence par brûler les sucres circulant dans le sang : c'est plus économique et cela donne plus rapidement de l'énergie. Lorsque les réserves de sucre ont été brûlées, c'est au tour des graisses.

> On peut tout à fait éduquer les cellules musculaires de sorte à ce qu'elles préfèrent les graisses comme source d'énergie. Le moyen : faites régulièrement de l'exercice !

Optimisation du métabolisme par l'exercice physique

L'exercice aide non seulement à éliminer les graisses et à renforcer les muscles, mais il contribue également au bon réglage du métabolisme, afin que les aliments soient transformés de manière optimale : un plus inestimable pour la ligne et la santé.

Le sport permet de rééquilibrer le métabolisme énergétique : 30 à 60 minutes de marche rapide chaque jour suffisent en effet à optimiser la combustion des graisses dans les cellules et à prévenir les dépôts de graisses néfastes dans les muscles. L'exercice permet aussi de réguler la sensation de faim et de satiété ; automatiquement, on mange moins.

LE SPORT APAISE LA FAIM

En faisant suffisamment d'exercice, vous pourrez plus facilement changer de comportement alimentaire. La pratique régulière d'un sport favorise une alimentation bénéfique pour votre ligne. Vous mangez en effet automatiquement moins de glucides et matières grasses. À long terme, vous retrouvez ainsi votre poids de forme.

L'explication de ce phénomène si appréciable : lorsque vous faites régulièrement de l'exercice, la graisse parvient directement aux mitochondries – les chaudières des cellules – où elle est brûlée. Lorsque les muscles ne sont pas assez entraînés au contraire, la graisse se dépose au niveau de la membrane cellulaire : non seulement, elle n'est plus brûlée, mais elle empêche l'absorption de sucre dans la cellule. Le sucre reste dans le sang et attire d'autant plus l'insuline (voir p. 34). Avec le temps, les cellules deviennent insulino-résistantes et l'insuline est libérée en quantités toujours plus grandes, ce qui favorise le dépôt de graisse dans les cellules. Le cercle vicieux est bouclé.

Autre aspect important à ne pas négliger : le sport augmente la capacité du corps à absorber de l'oxygène. Ainsi, chez une femme d'une quarantaine d'années non entraînée, cette capacité est environ de 2,1 litres d'O_2 par minute. La pratique régulière d'une activité d'endurance permet de faire passer cette quantité à 4 ou 5 litres. Et comme nous l'avons vu : plus on absorbe d'oxygène, plus on brûle de graisses !

ASTUCE

Vous aimez les sucreries et vous ne pouvez – ou ne voulez pas – vous en passer ? Alors, sachez au moins choisir le meilleur moment : peu après l'entraînement. Sollicités par l'activité sportive, les muscles synthétisent en effet un transporteur auxiliaire dépourvu d'insuline, lequel achemine le sucre directement dans les cellules : la protéine GLUT-4. Vous pouvez manger des sucreries jusqu'à deux heures après l'exercice sans que ne se déclenche le funeste processus de sécrétion d'insuline, qui empêche l'élimination des graisses et favorise le surpoids (voir schémas p. 34-35). Aussi extraordinaire que cela puisse paraître, il ne faut malgré tout pas oublier une chose : la protéine GLUT-4 n'influence pas le bilan calorique. Si vous mangez alors plus que vos besoins quotidiens, il faudra que vous fassiez attention à d'autres moments. Sinon, vous reprendrez ces affreux kilos autour des hanches.

Variez vos activités

Pour perdre de la graisse et retrouver la ligne idéale grâce au sport, le mieux est certainement de suivre un entraînement combiné associant endurance, musculation et étirements. Cela fonctionne pour trois raisons :

1 La pratique modérée d'un sport d'endurance, tel que le jogging, la course de fond, le roller ou le vélo, permet à l'organisme de brûler des graisses.

2 La musculation renforce les muscles, lesquels sont vos plus précieux alliés pour mincir. Ce sont en effet les chaudières qui vous aident à brûler plus de calories en mouvement, mais aussi au repos. Sans pratique régulière de la musculation, le rythme métabolique se ralentit et la quantité de calories brûlées diminue de plus en plus. Une étude a montré que les femmes qui ne pratiquent pas ce type d'exercice perdent environ 3 kilos de masse musculaire tous les 10 ans. Entre 30 et 80 ans, la perte de force musculaire dans le dos, les bras et les jambes peut aller jusqu'à 60 %. En outre, elles brûlent 350 calories de moins par jour. Mis à part les changements liés à l'âge, la perte de force musculaire est essentiellement causée par la baisse de forme. Plusieurs études scientifiques ont démontré qu'il était possible de conserver, et même de développer sa musculature jusqu'à un âge avancé. Vous connaissez certainement des femmes d'un âge mûr aux muscles bien galbés : il n'est jamais vraiment trop tard pour se muscler.

3 Vous pouvez conserver un corps souple grâce aux exercices d'étirement, de la méthode Pilates ou du yoga. Vous éviterez ainsi les lésions des muscles et des tendons. Vous aurez en outre l'air plus jeune.

La fonte des graisses par l'endurance

Le plus important, pour commencer : entraînez-vous suffisamment longtemps. Pour brûler les graisses du corps, il faut s'activer au moins 25 minutes d'affilée. Ce sont les réserves de glucides du foie et des muscles qui sont tout d'abord vidées. L'entraînement doit cependant rester modéré (au début surtout) : après une heure

CONSEIL

Parmi les meilleurs sports d'endurance pour brûler des graisses, citons le jogging, le vélo, la natation, l'aviron, le ski de fond, l'aérobic, le stepping et la marche sportive.

Pour les personnes très occupées et qui voyagent beaucoup, le saut à la corde est le moyen idéal d'activer le métabolisme, car il peut être pratiqué pratiquement dans n'importe quelle chambre d'hôtel. Et une corde se range facilement dans un porte-documents.

d'efforts et si vous êtes mal entraînée, le corps brûle des protéines, autrement dit, des muscles. Vous perdriez alors la masse musculaire durement acquise. De plus, vous feriez baisser votre métabolisme basal, soit exactement le contraire de ce que vous voulez.

Le bon rythme d'entraînement

Vous savez que vous avez le bon rythme d'entraînement si vous pouvez encore parler normalement tout en inspirant et en expirant profondément. Le mieux est encore d'utiliser un cardiofréquence-mètre. La fréquence cardiaque optimale pour brûler des graisses se situe entre 55 et 65 % de la fréquence maximale. Chez les femmes, elle est de 226 et chez les hommes, de 220 moins l'âge.

Le bon moment pour s'entraîner

Pour brûler des graisses, mieux vaut pratiquer un sport d'endurance à jeun, avant le petit-déjeuner, par exemple. Les réserves de glycogène (sucre stocké dans le foie) ont été pratiquement vidées durant la nuit pour le maintien des « fonctions vitales », c'est-à-dire la respiration, le métabolisme et l'activité cérébrale. Si vous ne mangez rien avant de vous entraîner, l'organisme n'a d'autre alternative que de brûler des graisses pour trouver de l'énergie. Autre avantage : les hormones sécrétées pendant l'effort physique vous permettent d'être en pleine forme psychique. Voyez toutefois si cet entraînement vous fait vraiment du bien et s'il ne vous prend pas trop d'énergie pour la journée.

L'augmentation de la masse musculaire

La musculation permet de renforcer les muscles de son choix. Elle permet non seulement de modeler sa ligne, mais aussi de prévenir les accidents de l'appareil locomoteur. Le plus efficace est de pratiquer dans une salle de sport sous la direction d'un professionnel. Dès les premières semaines, on sent nettement sa force augmenter, à condition de s'entraîner de deux à trois séances par semaine. Après un mois environ, des résultats palpables apparaissent au niveau de la masse musculaire. Or, dans la société actuelle, le temps manque, et ce, plus particulièrement pour les femmes de plus de

IMPORTANT
Le rythme de l'activité physique influe énormément sur la quantité de calories brûlées. La relation est quasiment doublement proportionnelle : lorsque le rythme est doublé, la consommation d'énergie est pratiquement quadruplée.

40 ans. Aussi n'est-il n'est pas toujours facile de se rendre vraiment régulièrement dans une salle de sport. Pour bien des femmes, il est donc tout simplement plus pratique de s'entraîner à domicile. Vous pouvez ainsi faire de petites « pauses musculation » au cours de la journée (voir p. 78-83).

Votre programme d'entraînement personnel

Si le jogging ou le vélo musclent les jambes et les fesses, le haut du corps n'est presque pas sollicité. Mais il est facile de faire travailler cette partie du corps au quotidien. Avec un effet secondaire positif : des bras bien musclés vous protègent contre les fractures du col du fémur et de la hanche, car vous pourrez mieux vous retenir en cas de chute. Si vous souhaitez progresser rapidement, procurez-vous deux petits haltères. Comme vous débutez, ils ne doivent pas être trop lourds : un poids de 0,5 à 1 kg suffit. Exécutez par ailleurs les mouvements régulièrement, sans élan. Expirez dans la phase d'effort (autrement dit, de mise en tension des muscles) et inspirez dans la phase de relâchement.

Les étirements sont bénéfiques pour la souplesse

Les étirements préparent les muscles à être sollicités par l'activité sportive. Après l'exercice, ils font retomber le corps à sa température normale de fonctionnement. Le sport conserve au corps tout entier sa souplesse – et lorsqu'on est souple, on paraît automatiquement plus jeune.

CONSEIL

La marche sportive est aussi bonne que la course pour la santé (renforcement des appareils locomoteur et circulatoire, du système immunitaire, élimination des graisses nocives du sang et des hormones de stress) et moins traumatisante pour les articulations. Si vous n'êtes pas entraînée, vous perdrez plus aisément du poids par la marche sportive que par le jogging.

LES MUSCLES ET LE POIDS

Les muscles sont plus lourds que la graisse. En remplaçant 5 kg de graisse par 5 kg de muscle, vous semblerez beaucoup plus mince, car vous aurez perdu du volume. Il est donc plus important d'améliorer le rapport graisse/muscle que de perdre du poids. Détail qui a son importance : plus votre musculature sera développée, meilleure sera votre posture. Vous donnerez l'impression de peser encore quelques kilos de moins.

Exercices pour les plus de 40 ans

Avec les quelques exercices que nous allons voir, vous devriez pouvoir muscler les parties négligées au niveau des épaules, des bras et du buste. Vous pouvez facilement intégrer tous ces exercices dans votre journée. Pour atteindre les meilleurs résultats, lisez attentivement les conseils suivants.

> Le mieux est de vous acheter deux paires d'haltères. Placez l'une d'elles près du téléviseur. Emportez l'autre au travail et placez-la sur votre bureau. Vous trouverez certainement du temps pour vous entraîner – notamment lorsque vous avez besoin d'une pause pour réfléchir.

> Entraînez-vous au moins deux fois 30 minutes (étirements compris) par semaine. Ajoutez, deux à trois fois par semaine, un entraînement d'endurance. C'est un minimum pour que des effets se fassent sentir. Commencez par ce petit programme, et vous aurez probablement bientôt envie d'aller plus loin ! Si vous préférez continuer à vous entraîner chez vous, achetez-vous un bon CD ou DVD et suivez les instructions à l'écran. Dans tous les cas, veillez toujours à bien respecter le même horaire.

> Échauffez-vous avant de commencer par de légers exercices d'étirement et d'extension (voir ci-contre et p. 76-77). Faites les exercices à fond et lentement : c'est ainsi que vous en retirerez le meilleur effet et que vous éviterez de vous blesser.

> Ne mangez plus rien 1 heure à 1 heure 30 avant le début des exercices.

> Prévoyez une plage horaire fixe pour l'entraînement. Le mieux est de la noter dans votre agenda. C'est la seule condition pour ne pas abandonner.

> Attention : la croissance musculaire intervient non pas pendant, mais après, l'entraînement. Aussi faut-il prévoir suffisamment de pauses de récupération et ne pas s'entraîner tous les jours. Si vous n'espacez pas assez les entraînements, vous perdrez en force et en masse musculaires.

> Si vous vous entraînez un peu plus longtemps que d'habitude, buvez 1,5 litre d'eau. Les cellules musculaires s'échauffent

pendant l'entraînement et ont besoin de « liquide de refroidissement ». Vous éviterez ainsi un coup de pompe.

> Après l'entraînement, remplacez les sels minéraux et les déchets évacués avec la sueur. Le mieux est de prendre un mélange de jus de fruits (1 tiers) et d'eau minérale (2 tiers).

> Un petit somme après l'entraînement favorise l'augmentation de la masse musculaire, grâce à la libération de l'hormone de croissance (p. 46-47).

Et maintenant, à vous de jouer ! Le mieux est de commencer tout de suite par la première partie du programme d'entraînement.

Commencez toujours par des étirements

Débutez toujours votre séance de musculation par des exercices de décontraction et d'étirement, surtout si vous êtes très tendue. Étirez-vous dans tous les sens, baillez, faites des mouvements circulaires avec les épaules et « secouez » bras et jambes.

Libérez-vous du stress

> Mettez-vous debout, pieds nus, légèrement écartés. Essayez de ressentir votre position actuelle dans l'environnement : êtes-vous bien droite, vacillante ou penchée en arrière ? Prenez conscience de tout votre corps. Où sont vos tensions ? Comment le chaud et le froid se répartissent-ils ? Essayez de vous enraciner au sol avec les pieds.

> Pour évacuer le stress, penchez-vous comme pour toucher vos genoux avec la tête, tout en secouant bras et jambes. Commencez l'exercice tout d'abord très lentement. Relâchez également votre visage (mâchoire inférieure pendante). Après quelque temps, votre rythme respiratoire s'équilibre. Vous pouvez alors légèrement accélérer la cadence. Sentez le poids de la journée se détacher de vous et la détente s'installer au niveau des muscles et des sensations.

> Poursuivez de cette manière environ 10 minutes. Ensuite, restez debout encore quelques instants pour bien ressentir les modifications intervenues dans votre corps.

CONSEIL
Secouer bras et jambes, c'est aussi un excellent exercice de relaxation avant un rendez-vous important.

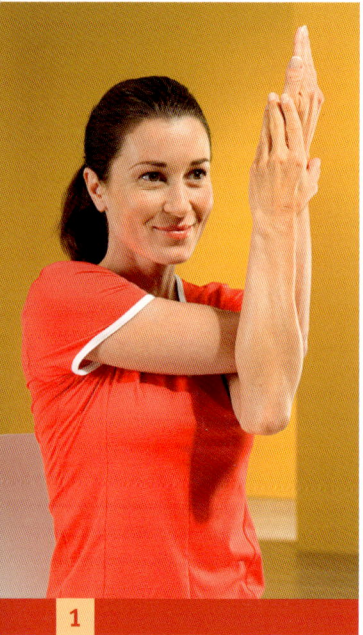

1

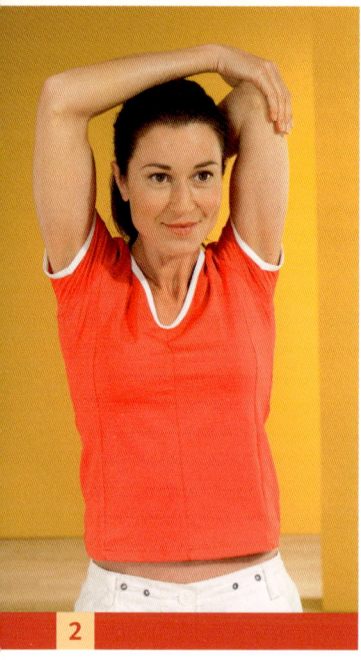

2

S'étirer, c'est essentiel

Pour chauffer encore un peu vos muscles, étirez-vous un court instant après vous être relaxée. Après l'entraînement également, il est important de s'étirer. Vous accélérez l'évacuation des déchets supplémentaires produits par le métabolisme durant l'effort et redonnez aux muscles sollicités leur longueur normale.

Exercice d'étirement n° 1

> › Placez-vous le dos bien droit et tendez le bras droit devant vous à l'horizontale. Entourez-le avec le bras gauche, puis repliez l'avant-bras jusqu'à former un angle de 90° entre le bras et l'avant-bras. L'avant-bras gauche est sous l'avant-bras droit.

1 › Tirez ensuite l'omoplate droite vers le bas, tout en gardant le bras droit collé au corps avec le bras gauche. Fermez les yeux et sentez bien les tensions dans la région de l'épaule et du cou.

> › Gardez la position environ 30 secondes, puis changez de bras. Répétez l'exercice 3 fois de chaque côté.

Exercice d'étirement n° 2

> › Levez le bras gauche bien en arrière, puis pliez-le et placez la main gauche entre les omoplates, le coude pointant vers le haut.

2 › Prenez votre coude gauche dans la main droite. Tirez-le d'abord légèrement vers l'arrière, puis vers le milieu, jusqu'à étirer complètement l'aisselle gauche. Appuyez ensuite sur le coude comme pour le pousser vers le bas. Maintenez cette position tant qu'elle reste agréable, tout en inspirant profondément du côté droit.

> › Pratiquez de la même manière pour l'autre côté. Répétez l'exercice, étape par étape, 3 fois.

Exercice d'étirement n° 3

› Vous êtes debout, pieds légèrement écartés et genoux légèrement fléchis. Posez la main gauche sur la taille. Votre bras droit est tendu au-dessus de votre tête.

3 › Penchez-vous lentement vers la gauche en tirant avec le bras droit au-dessus de la tête.

› Gardez cette position 10 à 15 secondes. Changez ensuite de côté. Répétez à chaque fois ce mouvement à 3 reprises.

VARIANTE : étirez les deux bras vers le haut et penchez-vous avec la taille une fois à droite, une fois à gauche ; évitez de vous pencher vers l'avant et de compenser avec les hanches.

CONSEIL

Restez souple, évitez les à-coups. Respirez profondément et calmement ; ne bloquez pas votre respiration.

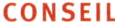

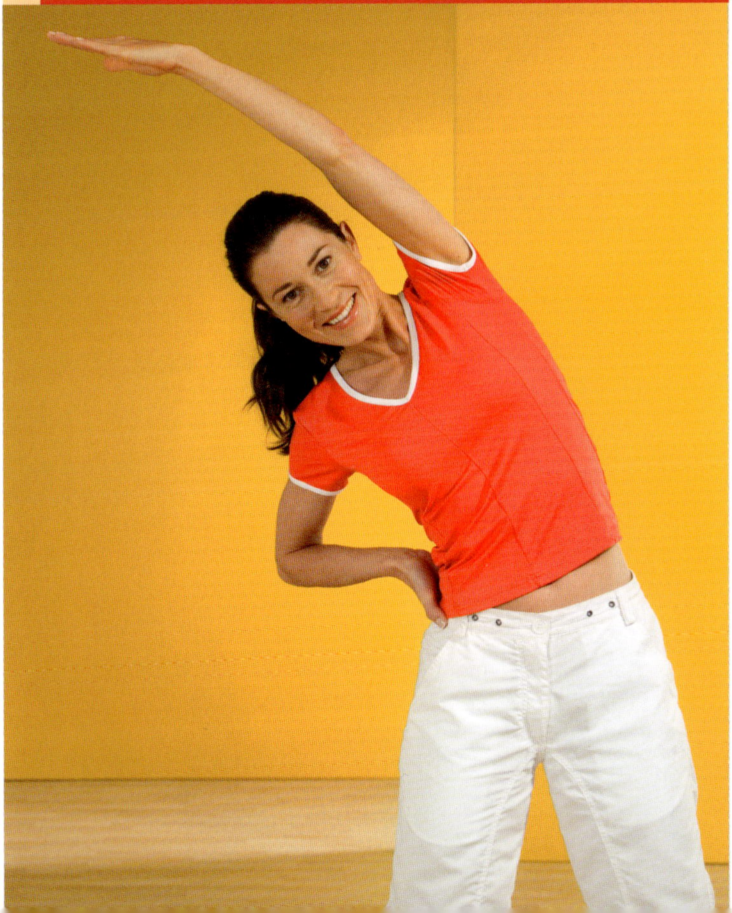

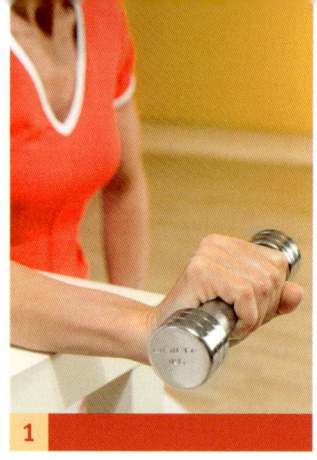

1

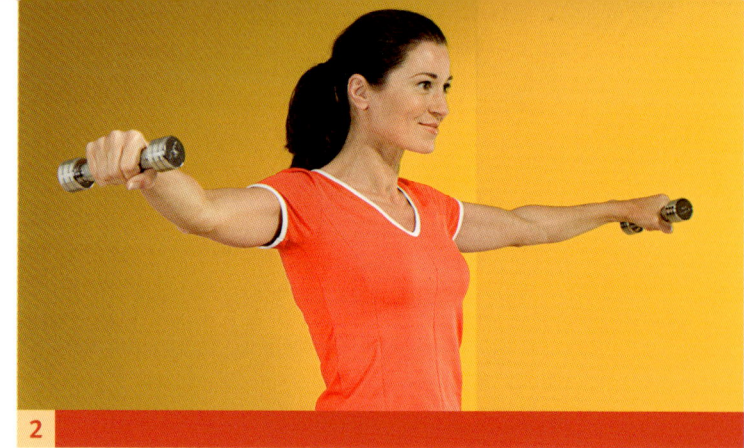

2

Musculation du haut du corps

N'oubliez pas : vos plus précieux alliés dans la lutte contre les kilos, ce sont les muscles, les muscles et encore les muscles. Ce sont d'incomparables brûleurs de graisse qui travaillent pour vous pratiquement sans interruption, même la nuit pendant votre sommeil. Alors, n'attendez plus, prenez deux haltères (500 g à 1 kg) et commencez à vous entraîner !

Avant-bras

> Asseyez-vous bien droite sur une chaise devant un bureau ou une table. Posez l'avant-bras, paume vers le bas. Le poignet doit reposer sur le bord de manière à ce que la main soit dans le prolongement de l'avant-bras et puisse se déplacer librement vers le haut et le bas.

1 > Prenez un haltère et pliez le poignet lentement vers le haut, puis vers le bas, sans bouger l'avant-bras. Répétez l'exercice huit fois pour chaque bras.

> Changez ensuite de position, la paume orientée cette fois-ci vers le haut. Répétez le mouvement de manière identique, 8 fois pour chaque bras.

Épaules, exercice n° 1

> Prenez les haltères et placez-vous jambes écartées, genoux légèrement pliés. Regardez droit devant vous. Tirez les épaules vers l'arrière, puis vers le bas, muscles abdominaux contractés. Vos bras sont placés le long du corps, légèrement en arrière.

2 › Levez et tendez les bras un peu au-dessus des épaules en gardant les coudes légèrement pliés. Tenez quelques secondes, puis revenez dans la position initiale.

› Répétez ce mouvement par séries de 15, avec une minute de pause à chaque fois.

VARIANTE : cet exercice peut également s'effectuer en position assise.

Épaules, exercice n° 2

› Mettez-vous debout, jambes un peu écartées, genoux légèrement pliés. Contractez les muscles du ventre et des fesses, sans crisper les épaules.

› Prenez un haltère dans chaque main et levez les bras sur les côtés à hauteur des épaules de sorte à former un U, en repliant les avant-bras à angle droit.

3 › Descendez ensuite les bras le plus possible, puis revenez dans la position initiale. Les bras et les coudes doivent bien rester à hauteur des épaules, seuls travaillent les avant-bras.

› Faites 3 séries de 15 mouvements, avec une minute de pause à chaque fois.

ASTUCE

Meilleur moyen de détendre les épaules de temps en temps, et d'éviter ainsi de douloureuses contractures : haussez les épaules, restez un moment dans cette position, puis relâchez bien complètement.

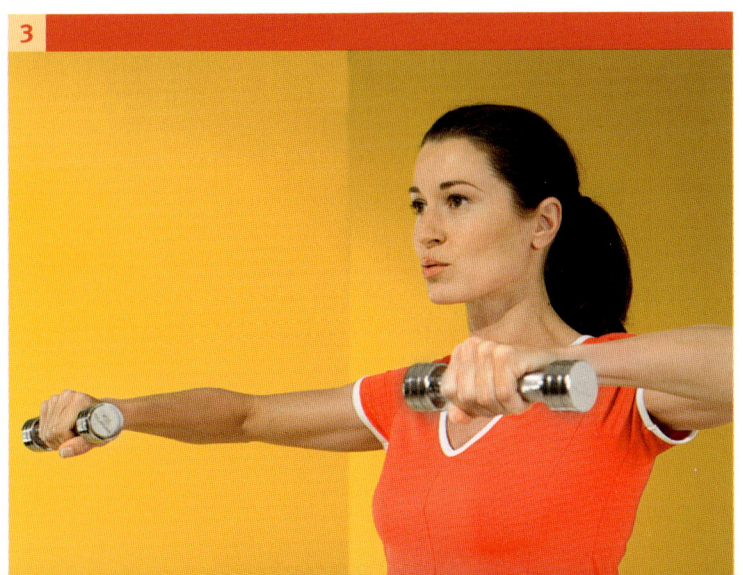

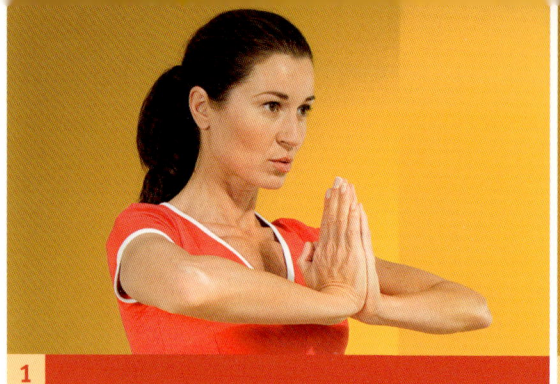
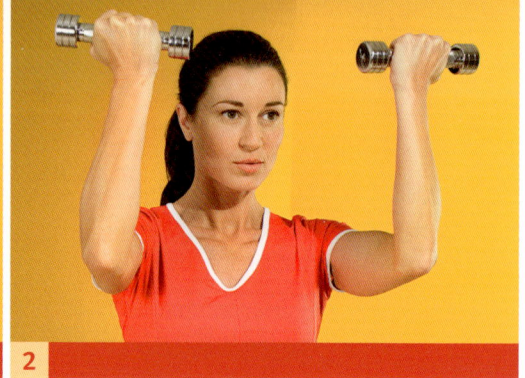

Pectoraux, exercice n° 1

> Mettez-vous debout dans une position confortable. Ramenez les mains l'une contre l'autre devant la poitrine, coudes relevés, pratiquement à hauteur des épaules. Tirez les deux omoplates simultanément vers le bas, tout en relevant la poitrine, sans toutefois cambrer les reins.

1 > Appuyez maintenant fermement la base des paumes l'une contre l'autre. Tenez cette position environ 15 secondes, tout en continuant de respirer calmement et régulièrement. Répétez cet exercice 6 fois.

VARIANTE : pour pratiquer cet exercice, vous pouvez aussi être dans la position du tailleur ou assise sur une chaise.

Pectoraux, exercice n° 2

Cet exercice vous donne de solides pectoraux. Et il a un autre avantage : des pectoraux solides, c'est bon pour la poitrine et le dos !

> Mettez-vous debout, un haltère dans chaque main. Repliez les avant-bras sur la poitrine, de sorte à faire un angle de 90°, coudes et bras à peu près à hauteur des épaules. Tournez les avant-bras de sorte que les pouces pointent vers l'extérieur.

2 > Ouvrez les avant-bras de 40 cm à chaque fois, puis refermez-les. Exécutez ces mouvements lentement, muscles tendus. Veillez à ce que les coudes restent bien à hauteur des épaules et que les avant-bras forment un angle droit avec les bras.

> Faites 3 séries de 15 mouvements, avec à chaque fois une minute de pause.

Musculature des biceps, exercice n° 1

› Asseyez-vous sur une chaise, le dos bien droit. Vos bras sont tendus devant vous, les paumes légèrement tournées vers l'extérieur, avec un haltère dans chaque main.

3 › Repliez l'avant-bras jusqu'à la hauteur de l'épaule, puis revenez dans la position de départ ; seul l'avant-bras travaille.

› Faites 3 séries de 15 mouvements, avec une minute de pause à chaque fois.

Musculature des biceps, exercice n° 2

› Asseyez-vous sur une chaise, le dos bien droit. Vous tenez un haltère dans chaque main, bras tendus vers le bas, paumes des mains tournées vers l'intérieur.

4 › Repliez les bras jusqu'à ce que les mains soient à hauteur des épaules. Tenez les haltères comme vous le feriez d'un marteau. Baissez les bras dans la position de départ. Pendant chaque mouvement, conservez les coudes bien près du corps.

› Faites 3 séries de 15 mouvements, avec une minute de pause à chaque fois.

IMPORTANT
Tous les mouvements de musculation doivent être effectués très lentement. C'est seulement de cette manière que vous pourrez prendre des muscles.

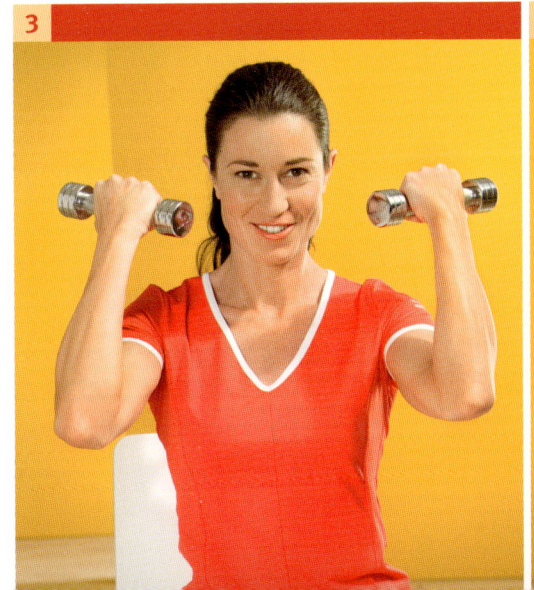

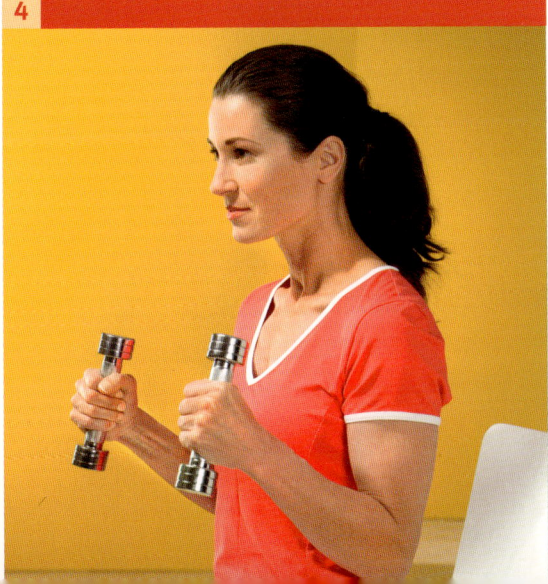

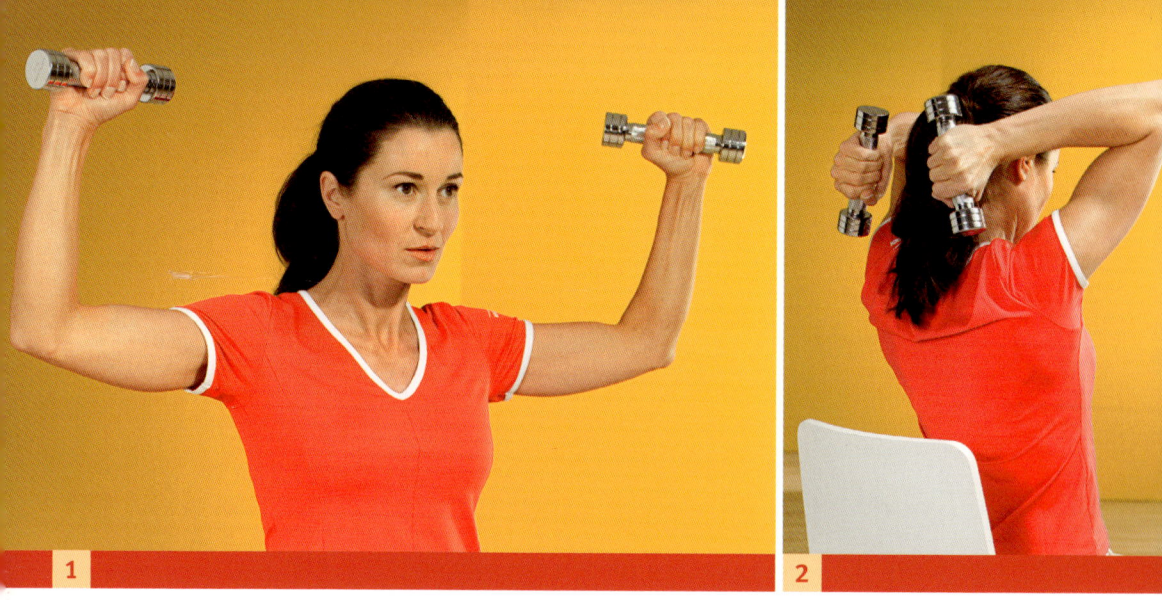

Musculature du cou et du haut du dos

1 › Mettez-vous debout, jambes légèrement écartées. Prenez un haltère dans chaque main. Tirez les épaules à la fois vers l'arrière et vers le bas, tout en contractant les abdominaux. Levez les bras pour former un U. Les coudes sont à la hauteur des épaules, et les avant-bras à la verticale.

› Étirez les bras vers le haut, muscles tendus, puis rapprochez les haltères au-dessus de la tête. Replacez ensuite les bras de sorte à former un U.

› Faites 3 séries de 15 mouvements, avec une minute de pause à chaque fois.

Musculature des triceps et du haut du dos

› Asseyez-vous le dos bien droit. Prenez un haltère dans chaque main et levez les bras à la verticale, les paumes tournées vers l'intérieur.

2 › Faites descendre le poids aussi bas que possible dans le dos, coudes pointant vers le haut. Remontez les poids en position initiale jusqu'à étirement complet des bras vers le haut.

› Faites 3 séries de 15 mouvements, avec une minute de pause à chaque fois. En plus du dos, cet exercice fait travailler les triceps et peut être exécuté avec un seul bras.

Biceps

› Mettez-vous debout, jambes légèrement écartées, et prenez un haltère dans chaque main. Tenez-vous bien droite sans toutefois vous cambrer. Les abdominaux sont tendus et vos épaules légèrement tirées vers le bas. Laissez pendre vos bras, coudes légèrement repliés. Vous tenez les haltères avec le dos des mains vers le sol. Les bras sont collés au corps.

3 › Repliez l'avant-bras vers la poitrine, puis revenez à la position initiale. Pendant le mouvement, les coudes doivent être légèrement pliés et les muscles tendus.

› Faites 3 séries de 15 mouvements, avec une minute de pause à chaque fois. Le mieux est de combiner cet exercice avec l'exercice précédent pour les triceps.

Bras

› Faites une légère fente avant avec la jambe gauche et fléchissez légèrement les genoux. Penchez un peu le buste. Prenez un haltère dans la main gauche et repliez le bras gauche. L'avant-bras est bien collé au corps. Avec la main droite, appuyez-vous sur la cuisse gauche.

4 › Amenez lentement l'avant-bras gauche vers l'arrière, muscles tendus, jusqu'à ce qu'il soit complètement étiré. Ramenez-le ensuite dans la position initiale. Durant tout l'exercice, le bras ne doit pas bouger et rester le plus possible collé au corps.

› Faites 3 séries de 15 mouvements, avec une minute de pause à chaque fois.

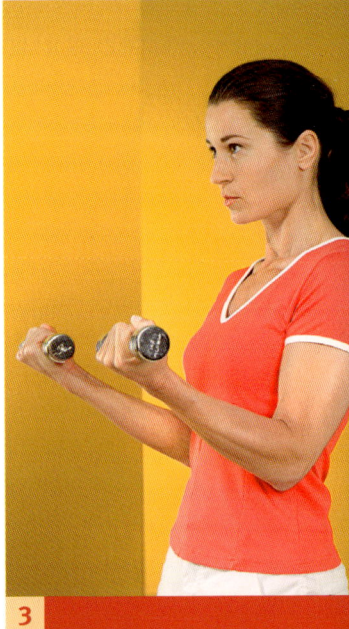

3

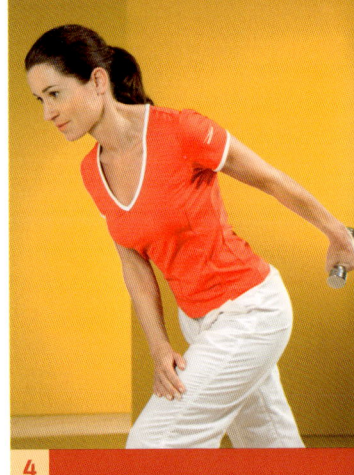

4

Le ventre, zone à problèmes

Il n'y a guère de femme qui ne souhaiterait pas perdre quelques centimètres en tour de hanches ou en tour de taille. Si vous voulez vous débarrasser de vos poignées d'amour disgracieuses, essayez la méthode Pilates. Elle se compose d'exercices très efficaces, visant tous à renforcer le tronc (appelé « powerhouse »). À cet effet, elle fait travailler simultanément les muscles du plancher pelvien, du ventre et du dos, grâce à une respiration profonde et volontaire.

Après seulement deux semaines, vous pourrez sentir et voir les effets extraordinaires de cette méthode sur votre musculature. En modelant et en raffermissant le « milieu » de votre corps, votre ventre se fait non seulement toujours plus plat, votre silhouette devient plus gracieuse et votre allure plus souple et plus jeune. Bref : vous pouvez vous réjouir de gagner tout à la fois au niveau de la ligne et de l'apparence.

N'attendez pas pour vous convaincre des effets de cette « méthode miracle ». Dans les pages qui suivent, nous vous présentons cinq exercices spécifiquement destinés à renforcer la musculature abdominale et à stimuler la combustion des graisses – avec des moyens très simples. Passez une tenue confortable, sortez votre tapis de sol et commencez !

UN VENTRE FERME

Le plus souvent, les exercices de la méthode Pilates suffisent pour renforcer les muscles du ventre. Mais cela ne fait pas de mal de les combiner à des abdominaux (redressements assis, par exemple). Ces exercices ne sont recommandés que si vous avez le sentiment de ne plus progresser « au niveau du ventre ».

ASTUCE

Vous pratiquez le yoga et vous voudriez essayer la méthode Pilates ? Pas de problème, les exercices se complètent très bien. Veillez cependant à observer des pauses assez longues entre les deux (1/2 journée environ). Le yoga utilise la respiration abdominale et la méthode Pilates s'appuie sur la respiration thoracique, soit deux modes de respiration carrément opposés. Si vous passez directement de l'un à l'autre, vous solliciterez de manière excessive les muscles respiratoires et enlèverez une partie de leur efficacité aux exercices. L'idéal : yoga le matin et Pilates le soir – ou l'inverse.

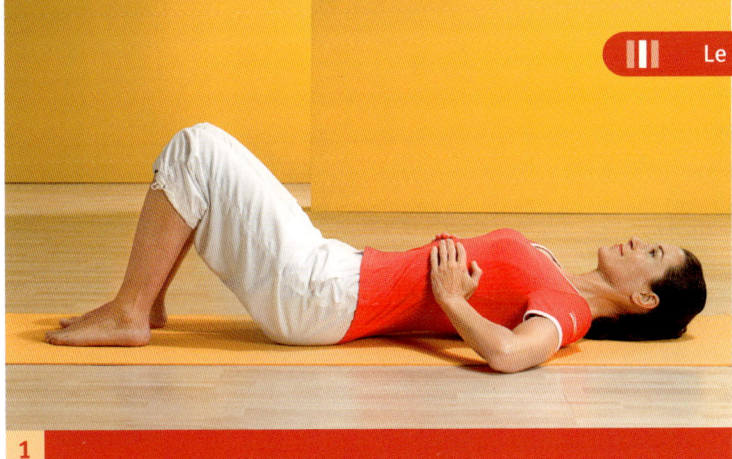

1

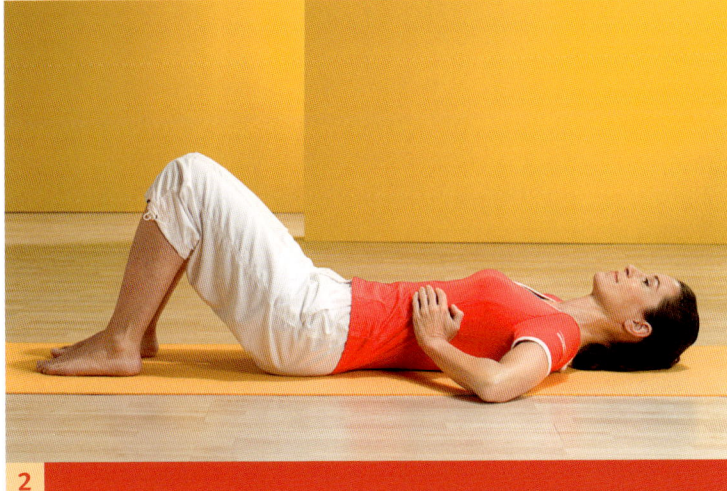

2

CONSEIL

Cet exercice est plus facile
si vous imaginez,
sur l'expiration, que vous
tirez sur une fermeture
Éclair entre le plancher
pelvien et le sternum.

Exercices Pilates pour le ventre

Exercice de préparation : « Breathing »

› Allongez-vous sur le dos, jambes fléchies et écartées de
la largeur de vos hanches. Vos pieds sont à plat sur le sol
et vos mains de chaque côté de votre cage thoracique.

1 › Inspirez profondément avec le nez et sentez votre cage
thoracique se coller à vos mains sur les côtés.

2 › Expirez par la bouche : sentez vos côtes se faire plus molles
et votre ventre, s'aplatir.

› Répétez cet exercice environ 3 à 5 fois.

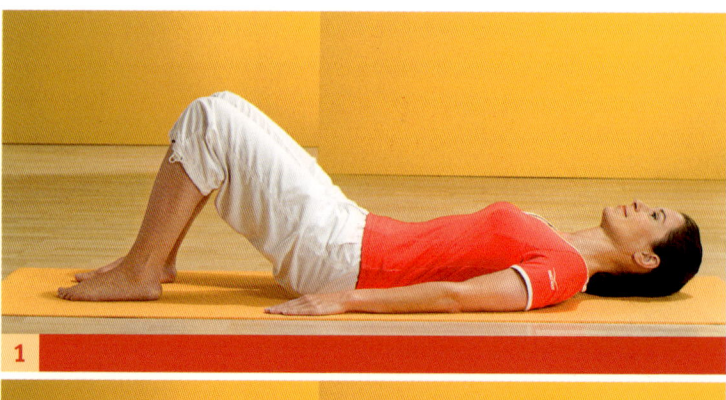

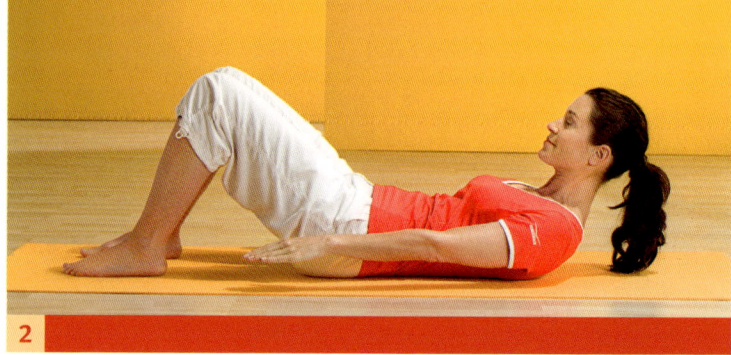

Préparation abdominale

1 › Allongez-vous sur le dos, jambes fléchies et écartées de la largeur de vos hanches. Vos pieds sont à plat sur le sol et vos bras le long du corps.

› Sur l'inspiration, tirez légèrement le menton vers la poitrine.

2 › Sur l'expiration, levez la tête et les épaules du sol, puis enroulez tout doucement la colonne vertébrale. Levez dans le même temps les bras du sol : les mains et les articulations des épaules sont sur une même ligne, le menton est parallèle à la poitrine.

› Inspirez puis expirez profondément.

› Inspirez à nouveau et sur l'expiration, déroulez tout doucement la colonne vertébrale jusqu'à revenir dans la position initiale.

› Répétez cet exercice environ 3 à 10 fois.

« Spine twist » (torsion de la colonne vertébrale)

3 › Asseyez-vous, le dos bien droit. Tendez et collez les jambes le plus possible. Tendez les doigts de pied vers le haut et levez les bras tendus sur les côtés, à hauteur des épaules. Tendez le plus loin possible l'extrémité des doigts, jusqu'à sentir nettement la tension dans les bras. Paumes vers le bas, appuyez légèrement vers le bas des deux mains.

› Inspirez et levez la tête vers le plafond, comme si vous étiez reliée au ciel par un fil de soie. La cage thoracique se relève nettement.

4 › Expirez et tournez lentement la tête et le buste vers la gauche. Votre regard est dirigé vers votre main gauche. Donnez deux petites impulsions du buste pour renforcer le mouvement de torsion. Vous sentez que cela vous fait encore un peu « grandir » ?

› Inspirez et revenez lentement dans la position initiale.

› Expirez à nouveau et recommencez l'exercice de l'autre côté. Le regard est cette fois posé sur la main droite.

› Répétez cet exercice environ 3 à 5 fois de chaque côté.

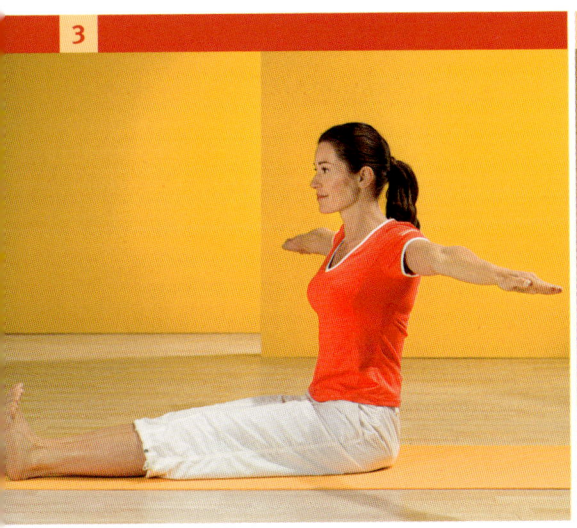
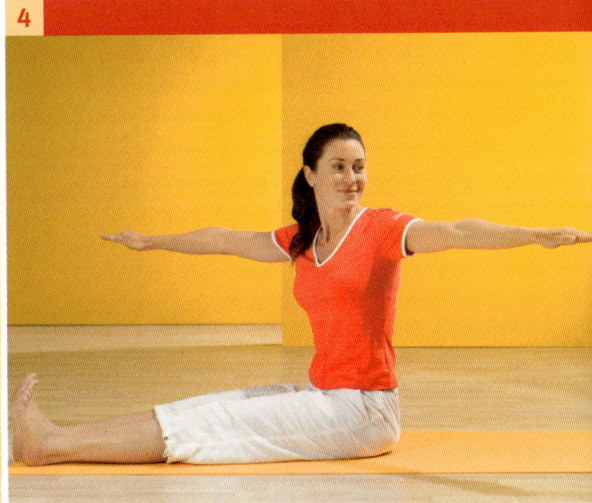

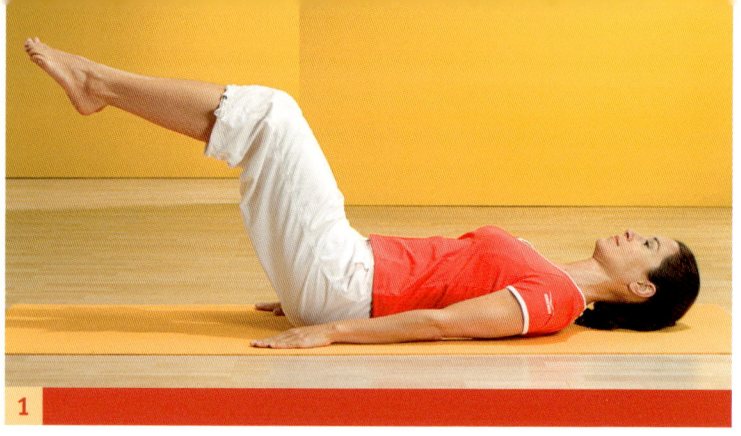

1

« Hundred » (exercice de la centaine)

1 › Allongez-vous sur le dos, jambes levées et pliées. Les bras sont posés le long du corps, les paumes vers le bas.

› Inspirez et étirez-vous de tout votre long.

2 › Expirez et ramenez le menton vers la poitrine. À la force de vos muscles, levez la tête et les épaules du sol. Levez les bras et tendez les jambes vers le haut. Descendez ensuite les jambes le plus près possible du sol.

3 › Sur l'inspiration, exécutez trois légers mouvements de pompage avec les bras. Le tronc ne doit pas bouger, et les coudes comme les poignets doivent rester bien fixes. Expirez. Effectuez au total cent mouvements de ce type.

› Inspirez et ramenez les jambes dans la position de départ. Tendez l'extrémité des doigts vers les pieds. La tête et les épaules sont légèrement surélevées.

› Expirez et déroulez lentement la colonne vertébrale.

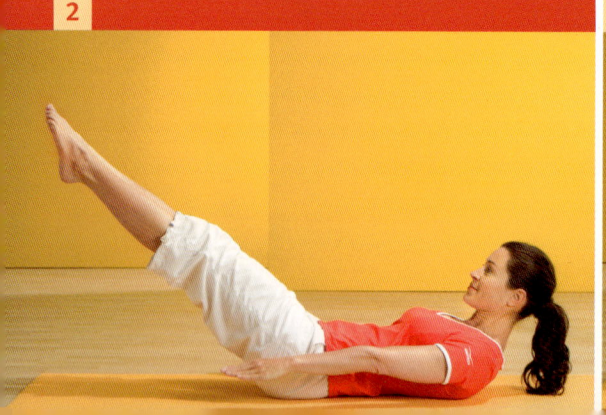

2

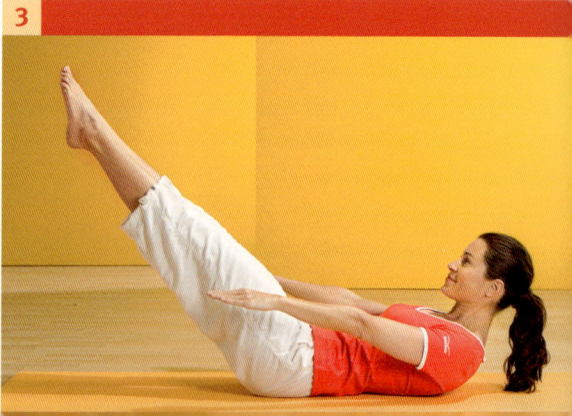

3

4

« Roll up » (enroulement vertébral)

4 › Restez allongée sur le dos. Les jambes sont tendues, collées, les orteils pointant vers le haut. Ramenez les bras derrière la tête sans les poser et appuyez bien les omoplates au sol.

5 › Inspirez et levez les bras jusqu'à ce que l'extrémité des doigts pointe vers le plafond.

6 › Expirez, tout en ramenant le menton vers la poitrine, puis enroulez la colonne vertébrale jusqu'à la position assise. Les bras sont parallèles au sol, l'extrémité des doigts tendus en direction des pieds. Le poids repose sur les pointes des fesses, le dos est arrondi. Le dos et l'arrière des cuisses sont étirés.

› Inspirez et commencez lentement à dérouler et reposer la colonne vertébrale.

› Expirez à nouveau et continuez de dérouler la colonne jusqu'à vous retrouver allongée. Levez les bras en oblique au-dessus de la tête.

› Répétez l'exercice d'enroulement et de déroulement environ 5 à 8 fois.

5

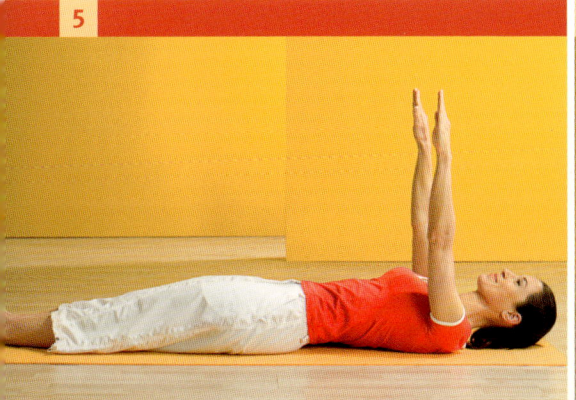

6

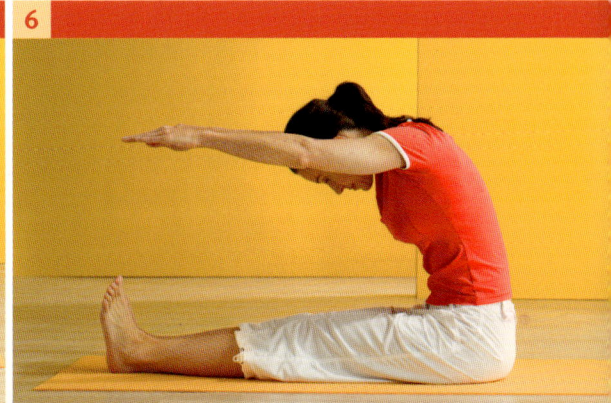

Les 10 meilleurs conseils pour vivre mieux après 40 ans

Votre nouvelle vie commence aujourd'hui. Faites un bilan critique : votre mode de vie est-il compatible avec vos paramètres biologiques ? Vous devez apprendre à écouter votre corps. Autour de la quarantaine, l'âme et le corps sont nettement plus sensibles aux choses qui ne leur conviennent pas. Aussi, veillez à ne pas vous surmener, à faire suffisamment d'exercice et à bien dormir. Les « écarts » sont plus difficiles à absorber qu'auparavant. Reconnaissez que l'heure est venue de changer. Et réjouissez-vous de votre nouveau mode de vie.

1 Faites tout particulièrement attention au sommeil ; c'est un facteur amincissant important. La nuit, l'organisme augmente en effet la production d'hormones de croissance, qui activent la combustion des graisses. Vous pouvez ainsi tout au moins « gommer » en partie les écarts ou les excès alimentaires.

2 Pour votre bien-être, partez gagnante chaque matin pour la nouvelle journée. Pensez d'abord à vous et chouchoutez-vous dès le réveil. Prenez suffisamment de temps pour faire de la gymnastique ou pour courir dans un parc ; profitez-en pour respirer l'air frais du matin à pleins poumons. Dans la salle de bains, offrez-vous des lotions aromatiques stimulantes et un massage à la brosse revigorant. C'est le meilleur moyen d'activer le métabolisme et d'être bien réveillée. En vous choyant dès le matin, vous serez mieux armée contre le stress quotidien et vous vous sentirez mieux toute la journée. Essayez de trouver ce qui vous fait le plus plaisir le matin et surtout... ne vous en privez pas !

3 Concoctez-vous un programme d'endurance et de musculation qui soit agréable à exécuter et qui s'intègre aisément dans vos activités quotidiennes. Trouvez une amie dans la même situation que vous : c'est toujours plus facile à deux. Dès que vous notez les premiers dépôts de graisse au niveau du ventre, travaillez vos abdominaux avec la méthode Pilates. Pensez aussi à investir dans un programme antistress. C'est l'une des conditions essentielles pour avoir un ventre plat.

4 Prenez plus de temps pour vous, découvrez un nouveau loisir ou faites des voyages. Vous pouvez aussi vous offrir de temps en temps un plaisir tout personnel, comme un film ou une pièce de théâtre, un massage relaxant ou une séance chez une esthéticienne. Plus vous vivrez de manière authentique, moins vous aurez besoin de « remontants » dans votre cuisine. Essayez de mettre plus d'originalité dans votre vie. Autrement, la monotonie du quotidien peut s'avérer de plus en plus frustrante et il n'est pas rare alors de compenser par la nourriture.

5   Sortez au grand air tous les jours pour faire le plein d'oxygène et de soleil. Mettez à profit votre pause déjeuner pour recharger les batteries ; faites par exemple une petite promenade.

6   En week-end, oubliez le stress de la semaine. Prévoyez des activités pour « déstresser ». Profitez du vendredi soir pour « décompresser ». Pensez à une sorte de rituel pour vous préparer à l'ambiance du week-end : une séance de yoga, des exercices de tai-chi ou de qi gong ou encore une séance de sauna. Vous pouvez aussi décider de dîner dans votre restaurant favori, d'organiser une soirée de jeux en famille ou encore une sortie au cinéma avec votre meilleure amie. L'important c'est la régularité, afin que le corps et l'esprit puissent se préparer à ces jours de liberté.

7   Adoptez un nouveau look. Renseignez-vous auprès d'une bonne conseillère en mode vestimentaire. Vous apprendrez comment avoir belle allure grâce à des trucs simples. Vous pouvez vous offrir une nouvelle coupe ou une nouvelle couleur de cheveux, qui mettent votre visage en valeur. Et soignez toujours votre maquillage. La nouvelle assurance ainsi acquise vous consolera des petits défauts de votre silhouette (toutes les femmes en ont !). Osez être féminine ! Découvrez une nouvelle forme de féminité, basée sur l'expérience, la sérénité, l'équilibre et la satisfaction de vos propres besoins.

8   Évitez d'enfermer vos nouvelles activités dans un cadre trop strict, conservez une certaine part de spontanéité. Profitez du jour qui se présente, et ne vous mettez pas inutilement sous pression. Renoncez parfois au sport si cela ne vous dit vraiment rien. Lorsqu'il fait mauvais et que vous n'avez pas envie d'aller vous promener, réfugiez-vous sous la couette. Cela vous aidera à venir plus facilement à bout du stress de la journée.

9   Autorisez-vous la paresse ! Peut-être répugnez-vous aujourd'hui à céder à ce vice, car c'est exactement ce que vous avez toujours voulu éviter jusqu'ici. Mais il faut voir la paresse biologique comme un processus de survie dans une société qui évolue toujours plus rapidement. Céder à la paresse biologique, c'est donner à son corps exactement ce qu'il lui faut. Plus vous avancerez dans la vie et plus vous comprendrez l'appel à la paresse de votre organisme !

10   N'oubliez pas qu'après 40 ans, le corps réagit plus rapidement aux excès, petits ou grands. Les traces sont visibles au niveau du ventre et des hanches. Heureusement, cela marche aussi dans l'autre sens : lorsque vous faites quelque chose de bien pour votre corps, vous en sentirez (et constaterez) les effets plus rapidement que lorsque vous étiez plus jeune.

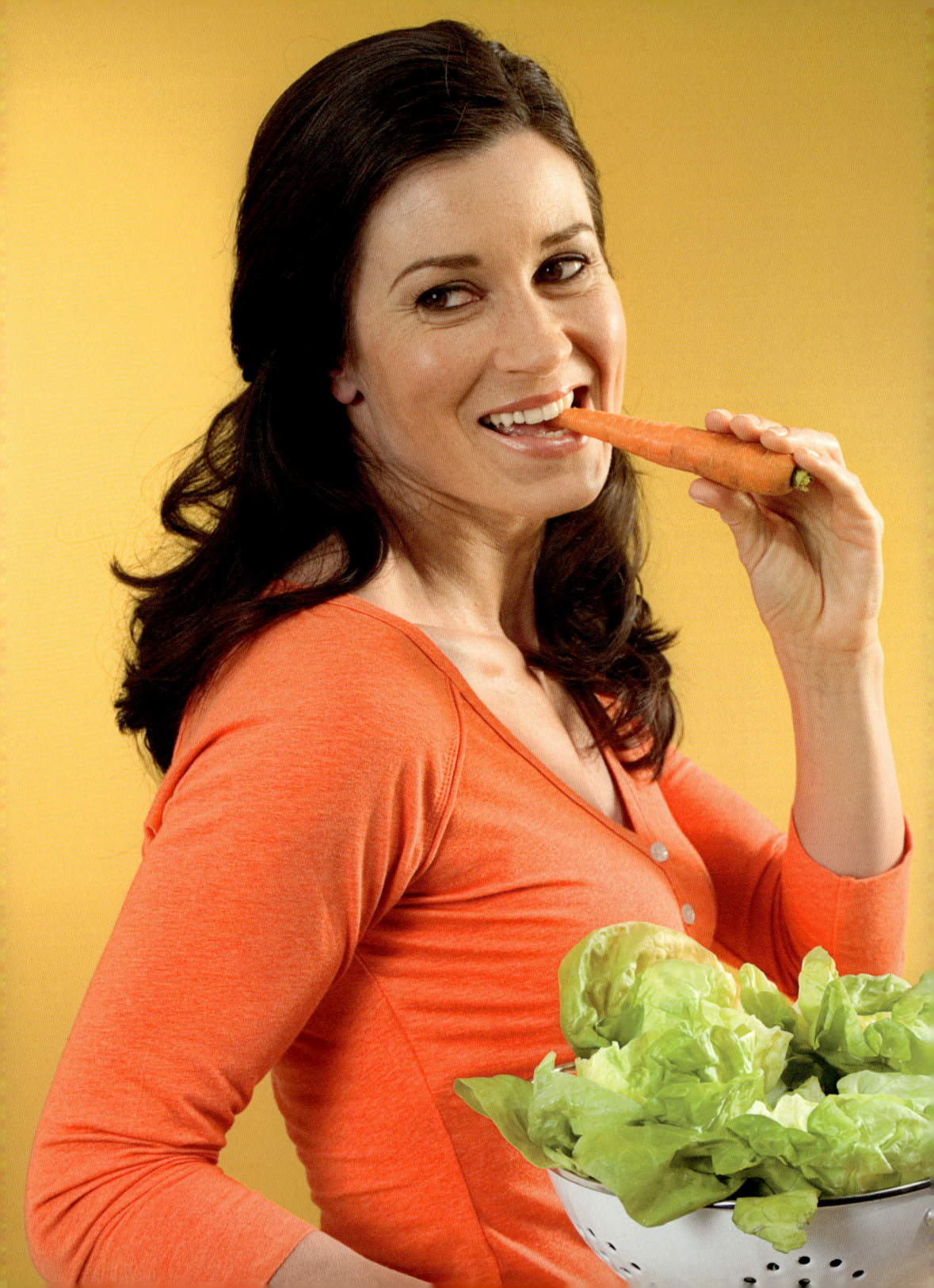

POUR MINCIR EN GOURMET

Accordez votre alimentation avec votre métabolisme,
les bourrelets n'auront plus aucune chance et vous
parviendrez enfin à mincir.

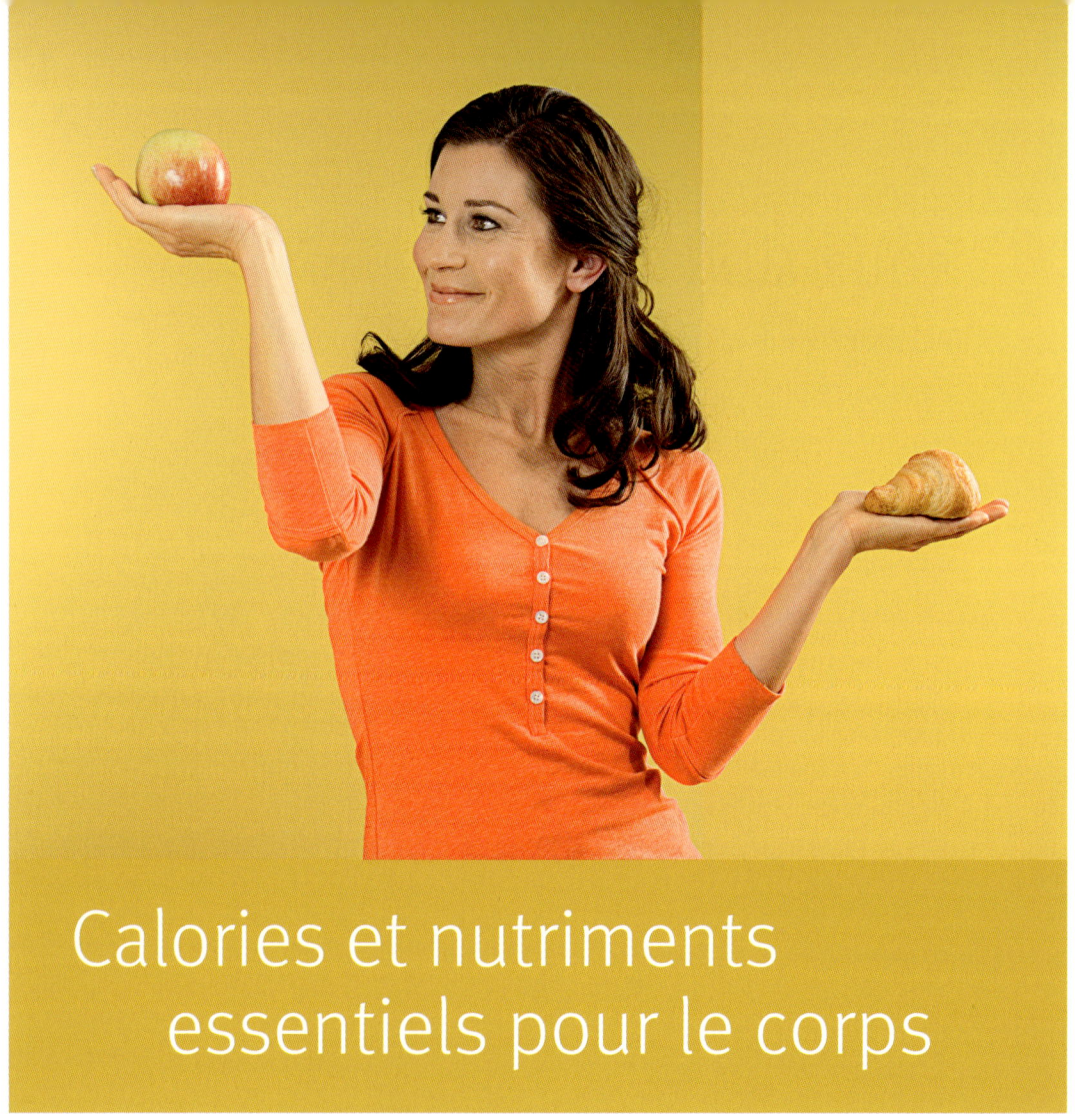

Calories et nutriments essentiels pour le corps

La capacité d'un aliment à fournir de l'énergie assimilable par l'organisme, autrement dit, sa valeur nutritive, s'exprime en kilo joules (1 kcal = 4,18 kJ). Cette énergie est brûlée par le métabolisme de base (dépenses pour l'activité physiologique) et le métabolisme d'effort (dépenses pour le travail musculaire, la digestion et la formation des tissus). Les besoins énergétiques sont donc liés à ces deux types de dépenses. L'énergie du métabolisme basal sert à l'entretien des fonctions vitales, essentielles au repos complet.

Cette énergie est en moyenne d'une kilocalorie par kilogramme de poids et par heure. Vient ensuite s'ajouter l'énergie du métabolisme d'effort pour les autres activités. Les besoins et dépenses énergétiques varient toutefois suivant les individus. Si les différences sont génétiquement programmées, la condition physique et l'équilibre hormonal jouent également un rôle. Ainsi, une femme travaillant en position assise a besoin chaque jour d'environ 2 000 kcal (8 500 kJ), alors qu'un homme a besoin d'environ 2 400 kcal (10 000 kJ). Ces chiffres peuvent être beaucoup plus élevés suivant l'activité exercée.

Il y a calories et calories

Tout excédent de calories peut faire grossir, indépendamment de leur origine ; normalement, seule compte l'énergie absorbée. Toutefois, le fait que les lipides fassent grossir plutôt aisément tient, d'une part, à leur haute valeur énergétique, souvent mésestimée, et d'autre part, à l'ordre dans lequel l'organisme exploite les éléments nutritifs : parmi les aliments ingérés, les lipides sont en effet décomposés en dernier. Avec les glucides et les protides, la sensation naturelle de satiété s'installe par ailleurs plus rapidement qu'avec les lipides. Par ailleurs, si l'on absorbe des glucides en petites quantités, la part convertie en graisse est peu importante. C'est seulement lorsqu'on en consomme beaucoup trop que les bourrelets disgracieux se forment. Mais il n'en va pas de même pour les lipides : s'ils ne sont pas immédiatement utilisés (notamment, par une activité physique suffisante), l'excédent est irrémédiablement converti en bourrelets. C'est pourquoi il faut limiter ses apports lipidiques journaliers et ne pas absorber plus de 60 à 80 g de lipides (matières grasses) par jour.

Mais ce n'est pas une raison pour avoir la phobie des lipides, comme c'est parfois le cas chez des femmes qui passent d'un régime à l'autre. Cette peur conduit souvent à prendre trop de glucides. Et comme ils sont transformés en graisses, ils conduisent eux aussi aux bourrelets disgracieux.

CALORIES OU KILOCALORIES ?

Dans la presse ou la publicité, l'énergie gagnée ou économisée grâce à certains aliments est souvent indiquée en calories et non en kilocalories. Il faut savoir que les besoins énergétiques effectifs d'un individu s'expriment en kilocalories (1 kcal = 1 000 cal). L'utilisation des calories donne des chiffres plus impressionnants : ainsi, une économie de 300 calories semble plus importante qu'une économie de 0,3 kcal.

Si l'on réduit la part de lipides alors que l'on augmente dans le même temps la part de glucides, l'équilibre calorique reste absolument inchangé. Nombre d'individus absorbent même plus de calories avec une alimentation pauvre en lipides qu'avec une alimentation normale. C'est pourquoi il faut prendre en compte tous les pourvoyeurs de calories, et non pas uniquement les lipides.

Nos pourvoyeurs d'énergie

L'énergie contenue dans l'alimentation provient essentiellement de trois composants.

> Glucides : on les trouve principalement dans des aliments végétaux, tels que céréales, fruits, légumes, légumineuses et pommes de terre : 1 g (assimilable) fournit 4 kcal (17 kJ) d'énergie. Les glucides servent surtout à la production d'énergie. Tout excédent est stocké sous forme de dépôt graisseux.

> Protides : ils sont présents dans la viande, les produits laitiers, les œufs, les céréales et les légumineuses ; fournissant tout autant d'énergie que les glucides, soit 4 kcal/g (17 kJ/g), ils servent essentiellement à la formation de toutes sortes de cellules du corps, d'hormones et d'enzymes. C'est uniquement lorsque l'effort est extrême que les acides aminés – composants des protides – sont brûlés pour la production d'énergie. Un excès de protides est dangereux, car il se dépose à l'intérieur du corps (artères, vaisseaux coronaires).

ASTUCE

Les arômes forts stimulent le métabolisme et produisent de la chaleur en brûlant des calories. On trouve ces brûleurs de graisses dans des aliments tels que le poivre de Cayenne, le piment fort, le poivre et le gingembre. Ce dernier est de loin le plus efficace : il ne se contente pas d'activer le métabolisme, il régule la digestion et prévient ainsi le stockage de déchets. Il stimule aussi le système immunitaire. L'infusion de gingembre est délicieuse et facile à préparer : épluchez, puis émincez un morceau de racine de gingembre et couvrez d'eau bouillante. Attendez 10 minutes puis filtrez.

> Lipides : les aliments particulièrement riches en lipides sont le beurre, les huiles, la crème, le fromage, les charcuteries et les noix ; ils fournissent deux fois plus d'énergie que les glucides et les protides, soit 9 kcal/g (37 kJ/g). Aussi, un excès de lipides fait-il rapidement grossir.

Outre ces trois substances nutritives de base, l'alimentation contient beaucoup de vitamines, de nutriments essentiels et de sels minéraux, qui n'influent pas sur le bilan calorique et sont, au contraire, de véritables agents amincissants (voir p. 112).

L'insuline, hormone responsable de la prise de poids

L'équilibre énergétique résulte essentiellement de l'action de deux composantes que sont le taux de glycémie et l'hormone insuline. Tous les glucides sont en fait transformés en glucose, le plus petit composant du sucre. C'est le carburant de base de l'organisme. Dès que vous en avez besoin, notamment à l'effort, une partie du glucose est immédiatement transformée en énergie. L'autre partie est stockée en réserve, sous forme de glycogène, dans le foie et les muscles, ou convertie en dépôts graisseux. Si le glycogène peut facilement être reconverti en glucose, les dépôts graisseux sont malheureusement beaucoup plus résistants et ne sont attaqués que lorsque les réserves de glycogène sont vidées, alors que les besoins énergétiques n'ont pas encore été satisfaits.

Lorsque le taux de glucose augmente, le pancréas libère de l'insuline. Cette hormone pousse le glucose du sang vers les cellules. Lorsque la glycémie s'élève rapidement, le taux d'insuline s'élève très vite également. Résultat, la glycémie baisse en proportion. Or, cette baisse est une invitation à manger. Elle peut même carrément donner la fringale si vous vous jetez sur les mauvais aliments.

Comme nous l'avons vu précédemment, l'insuline entrave l'élimination des graisses. Si vous attirez trop souvent de l'insuline dans votre sang en mangeant du sucré, vous êtes vite prise dans un cercle vicieux, qui conduit invariablement à la prise de poids.

TRANSFORMATION DES SUCRES EN GRAISSES

Au-delà de 500 g de glucides par jour, les sucres sont entièrement convertis en graisses par l'organisme et non plus en partie seulement. Ce seuil est très facile à franchir avec des sodas, comme la limonade, le Coca-Cola, le thé glacé et les boissons énergétiques. Une cannette de 0,33 l contient en effet 20 à 40 g de sucre pur. C'est pourquoi il est également conseillé de couper les jus de fruits, à moitié ou aux deux tiers, avec de l'eau.

Les glucides aisément assimilables tels que sucreries ou produits à base de farine blanche, aussi appelés sucres « rapides », sont particulièrement dangereux, car ils parviennent très vite dans le sang, comme par rafales. Pour échapper au piège de l'insuline, il faut choisir soigneusement ses glucides.

> Les glucides bons pour la ligne entrent au goutte-à-goutte dans le sang, garantissant ainsi une lente élévation du taux d'insuline. On les trouve dans les produits aux céréales complètes, les pommes de terre, les légumineuses et les légumes. Ce sont, ce qu'on appelle, des sucres « lents ».

> Les sucres rapides, eux, parviennent rapidement dans le sang et font grimper le taux d'insuline. Évitez par conséquent le plus possible le sucre blanc, le miel, les sucreries, les produits à base de farine blanche et le riz poli.

> Les produits particulièrement dangereux sont ceux qui contiennent aussi bien des lipides que des mauvais glucides : chocolat et produits au chocolat, tartes à la crème, bonbons, desserts, baguette, croissants et toasts tartinés de matière sucrée, ainsi

ASTUCE

Si vous avez une petite faim, essayez le thé de cacao. Fabriqué à partir des cosses grillées des fèves de cacao, il a le goût du chocolat amer et une texture agréable en bouche – grâce à la présence d'une infime quantité de graisse. Il contient par ailleurs de la théobromine. Stimulant doux et légèrement drainant, c'est une substance apparentée à la caféine. Le thé de cacao se marie très bien avec des épices fortes (poivre, piment enragé, cardamome, gingembre, par exemple), qui agissent comme des brûleurs de graisse supplémentaires (voir p. 112). Ces mélanges sont disponibles sur le marché. Si vous n'aimez pas les sachets bien pratiques, faites bouillir 1 cc de cosses de cacao dans 2 tasses d'eau et laissez infuser 15 minutes. Le thé de cacao contient enfin beaucoup d'antioxydants, c'est donc un excellent produit de lutte contre le vieillissement.

que les liqueurs émulsionnées, notamment celles aux œufs, au café ou au chocolat, qui sont des associations « criminelles » de sucres, de graisses et d'alcools.

> Le sport permet d'atténuer ce piège à graisses. Une musculature entraînée contient en effet plus d'enzymes pour décomposer les lipides, et peut donc éliminer la graisse plus rapidement. En cas de manque d'exercice chronique, une grande partie des graisses présentes dans les aliments a tendance à se fixer sous forme de bourrelets dans les heures suivant le repas au lieu d'être brûlée dans les muscles. Pour le bon fonctionnement des métabolismes glucidique et lipidique, le régime ne peut rien, seul un entraînement physique régulier est efficace.

L'indice glycémique

L'indice glycémique (GLYX) mesure la capacité d'un glucide à élever le taux de glycémie. Les glucides qui passent rapidement dans le sang, comme le sucre blanc, les sucreries ou les produits à base de farine, ont un GLYX élevé. Les glucides complexes, difficiles à décomposer, comme les produits aux céréales complètes, la salade, les légumineuses ou certaines sortes de fruits, ont un GLYX faible. Les aliments à faible indice glycémique vous aident à lutter contre la prise de poids. C'est pourquoi, au plus tard à partir de 40 ans, il faut bien faire attention à cet indice, surtout si vous êtes prédisposée à prendre du poids de par votre morphologie. La valeur exacte de l'indice glycémique a cependant une valeur toute relative. On mange en effet rarement les aliments séparément, mais combinés à d'autres. Ainsi, alors que la pomme de terre a un indice glycémique très élevé prise isolément, elle n'accentue que modérément la glycémie lorsqu'elle accompagne un plat de viande ou de poisson.

Plus le GLYX est élevé, plus vous aurez la fringale après avoir mangé : votre ligne est alors en grand danger, car vous serez sujette à des envies compulsives de manger.

IMPORTANT

Nous avons tous un métabolisme différent ; alors, soyez à l'écoute de vos sensations, et notez les plats qui vous laissent rapidement sur votre faim, afin de les éviter à l'avenir. Mais la fringale peut aussi avoir d'autres causes : manque de lumière, manque d'exercice ou même une maladie. Si vous êtes toujours affamée, même après avoir amélioré votre alimentation, consultez un médecin.

Quelques règles simples vous permettront de maîtriser le GLYX lors des repas, et par conséquent les fringales.

> Pour simplifier, on connaît le GLYX d'un aliment à la difficulté à le mâcher : ainsi, les aliments difficiles à mâcher comme les légumes croquants (notamment le céleri, le brocoli, le poivron ou le chou) ou les céréales entières ont le plus souvent un GLYX faible ; les aliments faciles à mâcher, comme la plupart des sucreries, le pain blanc ou les gâteaux ont un GLYX élevé. Le mode de préparation entre aussi en ligne de compte : le GLYX augmente généralement lorsqu'un aliment est porté à ébullition, grillé, cuit à l'étuvée, etc.

> Plus un fruit a un goût sucré, plus son GLYX est élevé. Cela vaut aussi pour les fruits trop mûrs ou transformés (compote, jus ou mousse).

> Soyez attentive à la saveur si vous mâchez longtemps : un goût sucré, comme pour les carottes, le maïs ou les corn-flakes, correspond à un GLYX élevé.

> Un grand nombre de produits contiennent du sucre sans que le goût de sucré ressorte vraiment. C'est le cas, par exemple, du vinaigre balsamique, des sauces toutes prêtes (notamment avec du raifort ou du piment fort), du Ketchup, des sauces pour grillades, des chutneys et des légumes en conserve (sauf lorsqu'ils sont combinés à un édulcorant).

> Plus un aliment est transformé, plus il est fréquent que son GLYX soit élevé. Ainsi, de la purée aux frites en passant par les chips de pommes de terre, le GLYX ne cesse d'augmenter.

> Les plats précuisinés, les conserves et les produits préparés à l'avance des fast-foods ont toujours un GLYX plus élevé que si le même repas avait été préparé sous vos yeux.

> Apprenez à lire les étiquettes. Derrière les indications se terminant par « ose » (glucose, saccharose, dextrose, fructose, maltose, galactose) et commençant par « sirop » ou « malto » (sirop d'érable, sirop inverti ou maltodextrine, par exemple) se cache du sucre, qui fait grimper votre glycémie. C'est aussi le cas de la mélasse, du sucre inverti ou du malt. Ces types de sucres figurent le plus souvent dans les produits tout prêts. Attention : le miel, même « naturel », contient beaucoup de sucre.

CONSEIL

Les combinaisons associant glucides et lipides sont particulièrement néfastes : le sucre attire en effet l'insuline, qui transporte immédiatement les graisses dans les cellules.
Le chocolat, les chips, les pâtes à tartiner aux noisettes et au nougat, le pain de mie et la baguette figurent ainsi parmi les aliments qui font le plus grossir.

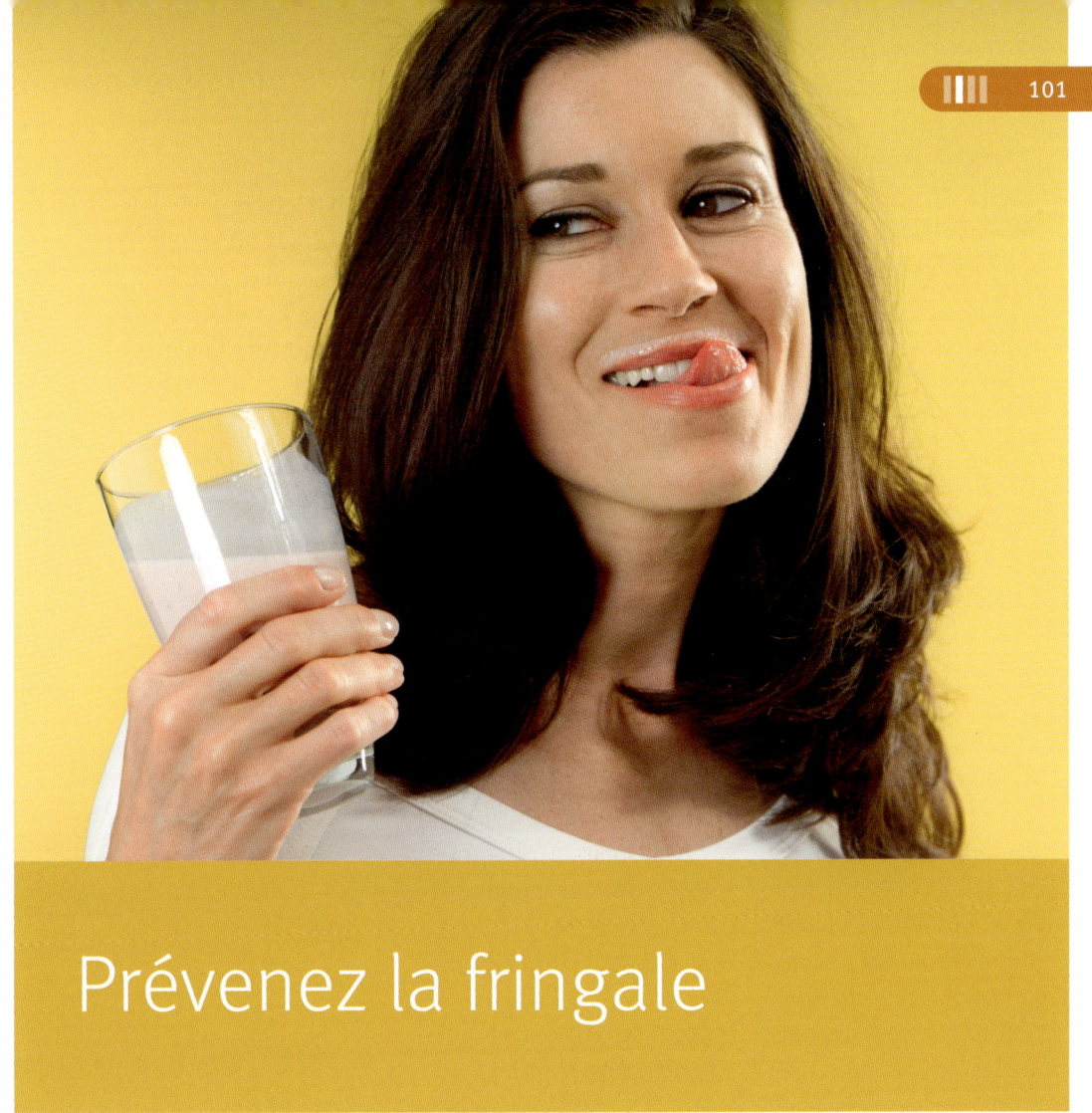

Prévenez la fringale

Saviez-vous que la diététique chinoise recommande, plus parti-culièrement aux femmes de la quarantaine tourmentées par des pro-blèmes de poids et de métabolisme, de prendre à leur petit-déjeuner des céréales cuites ? Cela vient de ce que l'organisme digère les céréa-les cuites lentement pendant plusieurs heures, permettant à une satiété durable de s'installer. Les céréales aident par ailleurs le corps à évacuer les déchets et les toxines. Elles favorisent ainsi l'amincis-sement. Essayez, vous serez étonnée !

Le petit-déjeuner anti-fringale

Le petit-déjeuner est le repas de la journée où vous devez faire en sorte de chasser la faim aussi complètement que possible, car si vous avez de nouveau (terriblement) faim deux heures plus tard, vous n'arrêterez pas de « grignoter » toute la journée et vous absorberez trop de calories. Avec un bon petit-déjeuner, vous serez mieux armée pour commencer la journée, et conserver votre ligne.

Les exemples suivants de petits-déjeuners coupent la faim pour longtemps. Prévues pour une personne, ces recettes sont simples et rapides à préparer.

Müeslis pour tous les goûts

Müesli aux flocons de céréales

5 cs de flocons de céréales (avoine, orge, seigle et blé, par exemple) | 1 cc de graines de lin | 150 g de yaourt (0 % MG) | 1 pincée d'extrait de vanille | Fruits | 1 cs de noix

1 Mélangez bien les flocons de céréales, le lin et le yaourt puis ajoutez l'extrait de vanille.

2 Ajoutez les fruits finement coupés et saupoudrez de noix.

Müesli au millet et à la poire

30 g de grains de millet | 150 g de yaourt (0 % MG) | 2 cs de lait | 1 poire | 1 pincée de cannelle | 2 cs de myrtilles (sans sucre) | 1 cs de noix

1 Faites cuire 20 minutes le millet dans 20 cl d'eau.

2 Mélangez le millet, le yaourt, le lait et la poire coupée en lamelles, puis ajoutez la cannelle et saupoudrez le tout de myrtilles et de noix. Le mieux est de consommer le tout encore tiède.

Variante : suivant la saison, le müesli peut être préparé avec d'autres fruits. Bananes, fraises, framboises, kiwis, abricots et cerises font parfaitement l'affaire.

CONSEIL

Utilisez de la cannelle pour vos desserts ! C'est non seulement très efficace mais aussi délicieux : ajoutez environ ½ cc de cannelle au petit-déjeuner (müesli, yaourt ou fromage blanc). Vous serez ainsi rassasiée et aurez un meilleur taux de glycémie plus longtemps (très important pour les candidats au diabète). N'utilisez que de la cannelle de Ceylan ; celle de Chine contient souvent de la coumarine, nocive pour le foie.

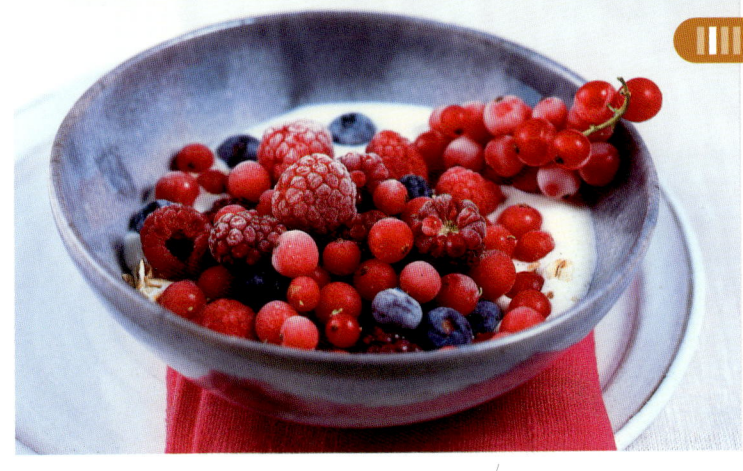

Vitamines, protéines et glucides complexes : de l'énergie toute la journée (recette ci-dessous).

Müesli au lait de soja et aux baies

150 g de baies (fraîches ou surgelées) | 75 g de fromage blanc maigre | 10 cl de lait de soja | ½ gousse de vanille | 1 pincée de cannelle | 2 cs de flocons d'avoine

1 Lavez, égouttez puis triez les baies.
2 Mélangez le fromage blanc et le lait de soja de sorte à obtenir un mélange crémeux. Ajoutez la pulpe de la gousse de vanille et la cannelle, aux flocons d'avoine.
3 Versez les baies sur le müesli.

ATTENTION AU PIÈGE À FRINGALE

Le yaourt et les flocons de céréales sont des ingrédients essentiels pour un müesli sain et savoureux. Attention toutefois : un yaourt aux fruits peut contenir jusqu'à 24 g de sucre par pot, soit 8 morceaux de sucre blanc ! Et les céréales pour petit-déjeuner vous donnent souvent beaucoup moins la forme que vous ne le pensez. Bien des produits sont sucrés ou additionnés d'ingrédients sucrés (copeaux de chocolat, flocons de riz grillés, fruits séchés, miel, par exemple). Aussi, lisez attentivement les indications figurant sur le paquet avant de l'acheter. Pour éviter d'avoir très vite à nouveau faim, évitez les flocons croustillants ; on prend pour les fabriquer uniquement la partie farineuse de la céréale et non pas les couches externes riches en nutriments essentiels ou le germe. Les procédés utilisés pour leur donner forme, comme le fort échauffement à la vapeur ou le pressage à haute pression, conduisent à d'autres pertes nutritives. Et pour finir, ces produits sont en plus souvent additionnés de sucre (parfois jusqu'à 5 %).

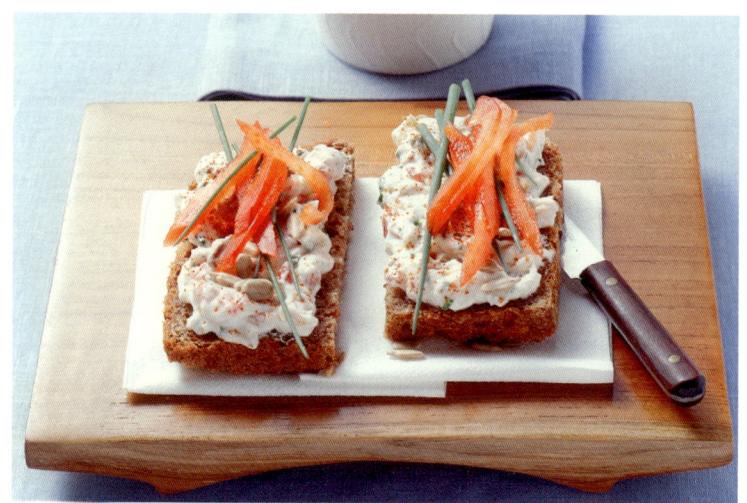

Fini le sempiternel jambon-beurre !
Une garniture aux légumes est
mieux indiquée pour votre ligne
(recette en haut à droite).

Délicieux petits pains pour le petit-déjeuner

Pain au blanc de poulet

40 g de blanc de poulet | 2 cs de fromage blanc maigre | 1 cc de
moutarde | sel | poivre | 2 tranches de pain complet | 2 feuilles
de salade | 2 tomates | persil

1 Faites légèrement dorer le blanc de poulet. Mélangez le fromage blanc
et la moutarde. Salez et poivrez.
2 Avec le mélange obtenu, tartinez le pain sur lequel vous poserez
ensuite le blanc de poulet, la salade et la tomate. Saupoudrez de persil.

Pain à l'aneth, au concombre et aux crevettes

¼ de concombre | 20 g de crevettes | jus de citron | 4 cs de fromage
blanc | ½ bouquet d'aneth | sel | poivre | 2 tranches de pain complet

1 Lavez et découpez le concombre en dés aussi petits que possible,
puis mélangez-les aux crevettes agrémentées d'une pointe de citron.
2 Mélangez le fromage blanc à l'aneth finement émincé. Salez et poivrez, puis étalez ce mélange sur le petit pain, que vous recouvrirez avec le
mélange précédent.

Tartines de légumes

1 poivron rouge | 100 g de fromage blanc | un peu d'eau minérale |
sel | poivre | paprika doux en poudre | 2 tranches de pain complet |
1 cc d'émincé de ciboulette | 1 cc de graines de tournesol

1 Lavez puis coupez une partie du poivron en fines lanières, l'autre, en dés.
2 Délayez le fromage blanc dans un peu d'eau minérale. Agrémentez de
sel, de poivre et de paprika en poudre. Incorporez les dés de poivron.
Tartinez le pain de ce mélange.
3 Décorez de lanières de poivron, de ciboulette et de graines de tournesol.

Petit pain aux graines germées et au raifort

4 cs de fromage blanc | 1 cc de raifort | 1 cc de moutarde
moyennement forte | poivre | 2 tranches de pain complet |
4 cs d'un assortiment de graines germées | 1 tomate

1 Mélangez le fromage blanc et la moutarde, agrémentez de poivre.
2 Étalez ce mélange sur le petit pain, avec graines germées et tomate.

Petit pain aux oranges, à la pulpe d'arbouse
et au fromage blanc

4 cs de fromage blanc maigre | 2 cs de pulpe d'arbouse non sucrée |
1 cc de miel | cannelle | 2 tranches de pain complet | 1 orange |
noix hachées

1 Mélangez le fromage blanc, la pulpe d'arbouse et le miel, puis agrémentez de cannelle et étalez le tout sur le petit pain.
2 Recouvrez de deux fines rondelles d'orange et saupoudrez de noix.

CONSEIL

Ces tartines peuvent très
bien servir de déjeuner
au bureau, accompagnées
de crudités, d'une salade
assaisonnée d'une sauce
légère (à préparer chez
vous et à emporter) ou
de fruits frais de saison.

PAIN À TOASTER ET CROISSANTS

Additionné de graisse, de lait et de sucre, le pain de mie ou à toaster
est nettement plus calorique que les autres types de pains. Le fait de
le griller rend par ailleurs les glucides particulièrement assimilables.
C'est pourquoi vous avez très vite de nouveau faim. Il en va de même
pour les croissants. Prenez plutôt du pain complet, sans additifs.

IMPORTANT

Contrôlez la teneur en sucre de produits a priori sains, comme les desserts et boissons au soja ou à l'avoine, le lait d'amandes, les mélanges au müesli, les yaourts aux fruits, les boissons et yaourts pré- et pro-biotiques, les mets au fromage blanc et les lassis. Vérifiez toujours la liste des ingrédients et s'il n'existe pas de variantes sans sucre.

Boissons énergétiques

Si vous n'arrivez pas trop à manger le matin ou si vous êtes très pressée, essayez une boisson énergétique. Vous pouvez très bien prendre un peu plus tard un des en-cas précédemment décrits. Les recettes sont prévues pour une personne.

Cocktail énergétique aux légumes

5 cl de jus de tomate | 5 cl de jus de carotte | 3 cl de jus de céleri | 3 cs de flocons d'avoine instantanés | 1 cs de persil haché menu | sel | poivre blanc

1 Mélangez les jus de tomate, de carotte et de céleri avec le persil.
2 Ajoutez les flocons d'avoine puis poivrez et salez.

Milk-shake aux baies

100 g de baies (fraîches ou surgelées) | 100 g de fromage blanc maigre | 10 cl de lait de soja | 1 cs de flocons d'avoine instantanés | 1 cc de graines de tournesol

1 Réduisez les baies en purée et passez le mélange obtenu au mixeur (mettez les baies surgelées directement au mixeur).
2 Incorporez le fromage blanc, les flocons d'avoine et les graines de tournesol et mélangez bien le tout.

Ce milk-shake aux baies apaise la faim comme un petit müesli et couvre l'apport en protéines, calcium et vitamines (recette ci-dessus).

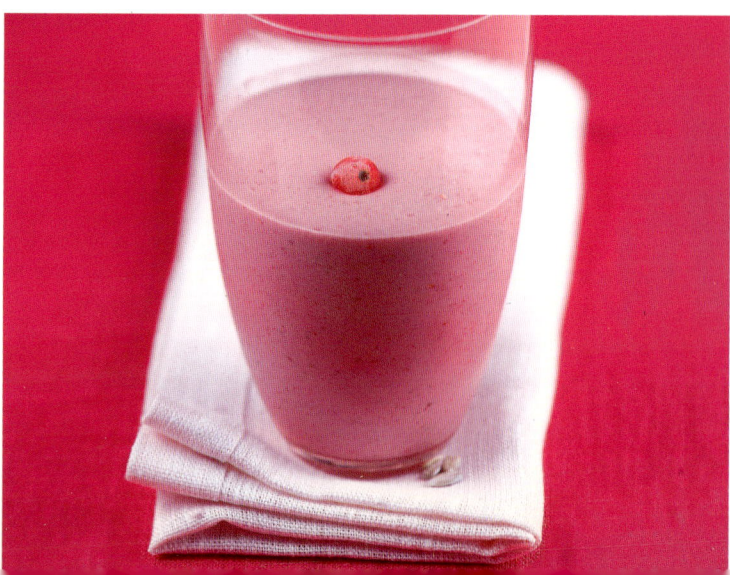

Milk-shake aux dattes

4 dattes | ½ pot de yaourt | ¼ l de lait | 1 cs de crème fraîche |
jus de citron | cannelle | extrait de vanille

1 Dénoyautez et épluchez les dattes puis passez-les au mixeur. Ajoutez
ensuite le yaourt, le lait et la crème.
2 Agrémentez de jus de citron, de cannelle et d'extrait de vanille.

Cocktail énergétique

1 petite banane | 5 cl de jus d'orange | 10 cl de jus de carotte |
2 cs de flocons d'avoine instantanés | 1 cc de miel | jus d'½ citron

1 Réduisez la banane en purée, puis ajoutez les jus d'orange et de
carotte. Mélangez le tout.
2 Incorporez les flocons d'avoine, le miel et le jus de citron puis mélangez
bien le tout encore une fois.

EN-CAS POUR PETITES FAIMS

Prévoyez toujours quelques bons en-cas pour éviter
que la fringale ne puisse s'installer. Les en-cas
proposés contiennent peu de sucres rapides
dangereux pour la glycémie. Le sucre provient
essentiellement du fructose (fruits), qui ne stimule
pas l'insuline, et du saccharose. Ce dernier devant
d'abord être décomposé en glucose, la glycémie
n'augmente pas aussi rapidement. Les ingrédients
utilisés pour confectionner ces en-cas contiennent
par ailleurs de précieuses vitamines, des sels
minéraux, des antioxydants et des fibres.

> Abricots secs : bêta carotène, potassium, fer
  et fibres
> Figues sèches : vitamine B, fer et fibres
> Pamplemousse : vitamine C et antioxydants
> Noix : acides gras insaturés, zinc, potassium
  et vitamine B
> Cacahuètes (non traitées) : acides gras insaturés
  et vitamine B (déconseillée pour les arthritiques
  à cause d'une forte teneur en purine)
> Graines de courge : acides gras insaturés, zinc
  et vitamine A
> Biscuits au blé complet (non sucrés) : fibres
  et vitamine B
> Yaourt maigre : protéines et calcium
> Pomme acide : fibres, sels minéraux et oligo-
  éléments
> Légumes frais craquants (carottes, chou-rave,
  céleri en branche, etc.) : vitamines et sels
  minéraux

Remèdes à la fringale du soir

Pour les fringales tard en soirée, il faut quelque chose de léger. Ce que vous voulez, c'est ne plus avoir faim sans grossir. Avec ces en-cas, vous pouvez y parvenir, sans mauvaise conscience. Les quantités sont prévues pour une personne et peuvent suffire pour deux si vous n'avez qu'une petite faim.

Chips de pommes de terre sucrées à la sauce aigre

1 patate douce | 1 cs d'huile de colza | crème fraîche | jus de citron | sel | poivre

1 Épluchez et découpez la patate douce en rondelles d'1 cm d'épaisseur environ. Badigeonnez-les d'un peu d'huile et passez-les sous le gril jusqu'à ce qu'elles soient rousses et bien croustillantes. Les rondelles doivent être molles et former des bulles par endroits.
2 Ajoutez le jus de citron à la crème aigre que vous servirez en accompagnement. Salez et poivrez.

Oignons au vin blanc

1 citron non traité | 2 cs d'huile d'olive | 2 cs de vin blanc sec | 4 graines de coriandre écrasées | 5 grains de poivre | 1 feuille de laurier | 110 g de petits oignons blancs marinés | sel | persil

1 Coupez le citron en épaisses rondelles que vous recouperez par le milieu. Retirez les pépins. Mettez l'eau, l'huile d'olive, le vin, les rondelles de citron et les épices dans un récipient et faites bouillir le tout, puis laissez mijoter à couvert pendant 10 min.
2 Versez les petits oignons blancs dans un tamis et laissez-les bien égoutter, puis ajoutez-les au jus de cuisson bien chaud. Laissez mijoter durant 10 à 20 min environ, jusqu'à ce que les oignons ramollissent.
3 Retirez les oignons et le citron du jus de cuisson et disposez-les sur une assiette. Laissez réduire le jus de moitié à feu vif. Ajoutez éventuellement encore un peu de sel.
4 Versez le jus de cuisson sur les oignons et les rondelles de citron, puis saupoudrez de persil haché. Ce petit plat s'accompagne idéalement d'une tranche croustillante de pain complet.

Salade au fromage et aux fruits

80 g d'emmental | 1 tomate | 50 g de raisin | 50 g de quartiers de mandarines en conserve (non sucrées) | 1 cc de moutarde douce | 2 cs de jus de citron | 1 cs d'huile de tournesol | sel | poivre | persil

1 Coupez le fromage en petits dés et la tomate en tranches. Coupez éventuellement les grains de raisin en deux et épépinez-les. Laissez égoutter les mandarines. Mélangez les dés de fromage, la tomate et les fruits.
2 Mélangez la moutarde, le jus de citron et l'huile, puis salez et poivrez à votre convenance.
3 Versez cette marinade sur les dés de fromage et les fruits puis saupoudrez de persil haché.

Salade à l'endive et à l'orange

1 endive | 1 orange | ¼ piment fort | 1 cc de vinaigre de fruits | 1 cs d'huile d'olive | sel | poivre | 1 cs de noix hachées

1 Lavez puis coupez l'endive en lanières. Pelez l'orange à vif et prélevez les quartiers en recueillant le jus. Lavez le piment fort. Retirez les graines et coupez la pulpe en fines lanières.
2 Mélangez le vinaigre, l'huile, le jus d'orange, le sel, le poivre et versez la sauce obtenue sur les fruits. Mélangez puis saupoudrez de noix.

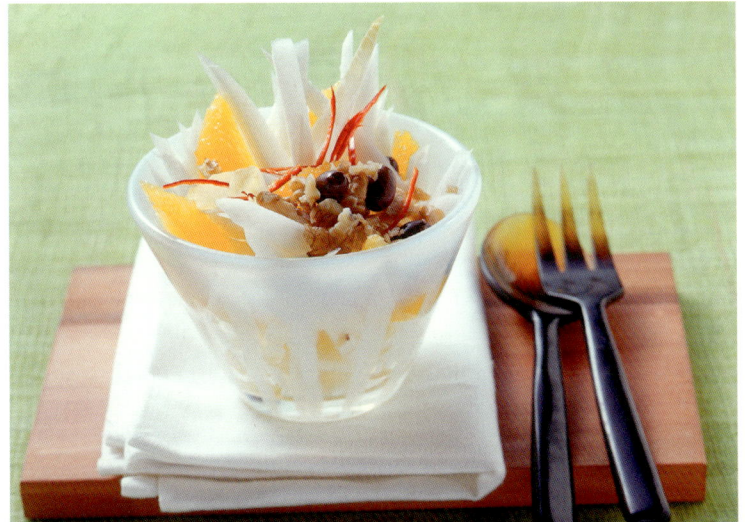

Dans cette salade, le piment stimule le métabolisme et l'amertume de l'endive active la digestion (recette ci-dessus).

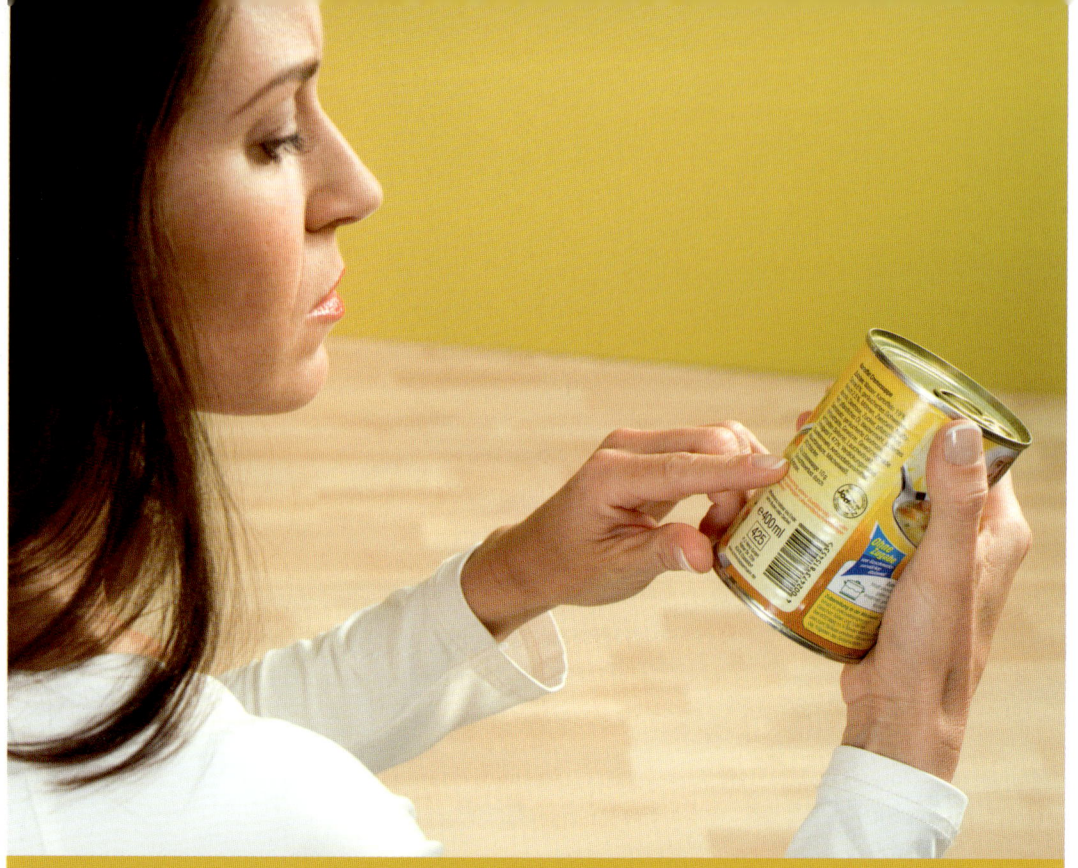

La meilleure façon de mincir

La plupart des individus qui souhaitent mincir commettent toujours la même erreur : ils rechignent à changer leur alimentation ou à se mettre au sport, ils refusent l'évidence et préfèrent se priver durant quelques semaines dans l'espoir de perdre les kilos qui les gênent. Vous aussi ? Alors, vous devriez changer d'avis au plus vite. En effet, à partir de 40 ans au plus tard, les privations ne font plus mincir.

Attention aux régimes restrictifs

Si vous donnez moins d'énergie à votre organisme qu'il ne lui est nécessaire, il lui faut s'adapter. Tout d'abord, il se sert des réserves de sucre du foie et des muscles, rapidement disponibles. Ensuite seulement, il s'attaque aux réserves de lipides et de protides. Parallèlement, il se met à tourner à bas régime. Ce qui veut dire que vous devez manger toujours moins pour mincir. Et dès que vous mangez à nouveau normalement, votre poids remonte de manière vertigineuse : c'est l'effet « yo-yo » que vous avez probablement déjà expérimenté. Des erreurs sont en outre commises dans le choix des régimes. Ainsi, il y a une grande différence entre un régime qui empêche de grossir et un régime qui aide à mincir.

> Pour conserver un poids normal, il faut surtout faire attention aux calories lipidiques, qui se transforment très aisément en poignées d'amour. Pourquoi ? Le stockage des lipides demande bien moins d'énergie que pour les glucides qui doivent être convertis en graisses au cours d'un processus biologique complexe, durant lequel 25 % environ de leur valeur énergétique sont dissipés.

> Si vous voulez mincir, c'est l'apport en glucides qu'il faut nettement réduire. Moins vous absorbez de lipides et plus vous absorbez de glucides, plus l'organisme tourne à bas régime. Par ailleurs, dans le cas d'un régime restrictif glucidique, l'organisme ne ressent pas les signaux de faim de manière aussi douloureuse. Un régime à la fois riche en glucides et pauvre en lipides peut provoquer de véritables fringales compulsives.

Une étude réalisée à l'université de Yale, aux États-Unis, montre que la teneur en protéines de notre alimentation est déterminante pour le degré de satiété d'un repas. Durant cette étude, on a proposé trois types de déjeuners différents à trois groupes de volontaires : riche en protides pour le premier, riche en glucides pour le deuxième, et une combinaison de protides et de glucides pour le troisième. La valeur calorique était identique dans chaque cas. Au buffet offert le soir, c'est le groupe « glucides » qui a le plus mangé et consommé le plus de lipides. Pour résumer, ce groupe a absorbé 20 % de kilocalories de plus que le « groupe protides/glucides » et jusqu'à 31 % de plus que le groupe « protides ».

IMPORTANT

Si vous persistez à recourir aux régimes restrictifs (bien qu'ils n'aient ou parce qu'ils n'ont jamais fonctionné), votre métabolisme finit par totalement se dérégler. Ce qui fait qu'il est toujours plus difficile de mincir.

Les nutriments essentiels qui font mincir

Pour brûler des graisses, le métabolisme doit fonctionner correctement. À cet effet, il suffit d'absorber suffisamment de nutriments essentiels brûleurs de graisses. Un repas varié avec beaucoup de fruits et de légumes frais, ainsi que des céréales complètes permet de prévenir la prise de poids. Après un tel repas, l'énergie dissipée sous forme de chaleur est plus importante que si l'on avait fait un repas à base de conserves.

Pour brûler des graisses à chaque repas

Avec quelques trucs simples, vous pouvez accroître la capacité de vos repas à brûler les graisses :

> Utilisez des épices fortes : le piment fort et le poivre de Cayenne, mais aussi le poivre noir favorisent la dissipation de chaleur (dépense de calories !) après le repas et donnent au cerveau le sentiment que l'organisme est vite rassasié.

> Buvez plus de thé : certains thés n'ont pas pour seul effet d'apaiser la soif, ils activent aussi la combustion des graisses. Le thé noir contient du chrome, un sel minéral brûleur de graisses. Et le thé de feuilles de framboisier favorise, lui aussi, la combustion des graisses. Le thé vert stimule les neurotransmetteurs de la satiété. Le thé Pu-Erh est l'un des remèdes secrets des médecins chinois. De longues études cliniques ont permis d'établir que ce thé « rouge », à raison de 0,5 litre par jour, était un amincissant efficace pour les 40 à 50 ans. Préférez le thé d'excellente qualité avec un arôme extrêmement fin (qualité n° 1). Le thé est, par ailleurs, un excellent moyen de se débarrasser des déchets et des toxines.

Soyez à l'écoute des signaux de satiété

Les signaux de faim sont plus clairs que ceux de satiété (voir p. 13-16). Mais vous connaissez maintenant les ruses des neurotransmetteurs de la faim et vous pouvez les faire taire. Cependant, n'oubliez pas : la vitesse avec laquelle la sensation de satiété s'installe lors d'un repas dépend non seulement de la quantité, du poids et du volume de la nourriture, mais aussi de son aspect et de son goût, de notre attitude envers elle, et même des personnes avec qui nous mangeons.

Faites confiance à votre corps

Apprenez à reconnaître les signaux de satiété qui sont propres à votre organisme. Comment vous sentez-vous dans votre corps après un repas ? De quelle humeur êtes-vous ? Éprouvez-vous une sensation de confort et de bien-être ? Peut-être êtes-vous aussi un peu fatiguée ? Que ressentez-vous dans votre ventre – avez-vous l'estomac tendu ou la sensation agréable qu'il est bien rempli ? Ces signaux sont différents d'un individu à l'autre. Essayez de les percevoir distinctement. Faites attention aux tout premiers signaux de satiété pendant le repas. Cessez alors de manger, car le corps ne ment pas : sa perception de la satiété vous informe de manière fiable sur l'énergie dont vous avez réellement besoin.

Tant que vous n'êtes pas assez entraînée à percevoir votre « point de satiété », essayez la règle empirique suivante : arrêtez de manger lorsque vous êtes rassasiée à 80 %, autrement dit lorsque vous avez la sensation de ne plus avoir faim, mais que vous pouvez encore avaler quelques bouchées.

Mangez lentement !

Prenez le temps de manger. Préférez des aliments qu'il est impossible d'avaler en deux bouchées. Si vous ingurgitez au lieu de savourer ou si vous mangez devant la télévision, vous ne donnez aucune chance à votre cerveau d'enregistrer les aliments absorbés. Mangez lentement et dans le calme, vous mangerez moins qu'en grignotant ou en avalant à toute vitesse.

Évitez les produits trop raffinés !

C'est sur les aliments dont l'origine est la plus facile à retracer que les mécanismes de satiété réagissent le mieux. Vous ne risquez guère de trop manger d'une salade ou d'un poisson (d'une viande) cuisiné(e) simplement, contrairement à une salade assaisonnée de produits raffinés, un plat pané ou des produits transformés (fricadelles de viande ou bâtonnets de poisson).

L'HABITUDE FAIT GROSSIR

Des signaux extérieurs couvrent souvent les signaux internes de régulation alimentaire. Manger est en effet aussi un moyen de communiquer et de compenser. Le centre de la faim réagit par exemple bien à l'heure, à l'envie, au désir, à l'ennui, aux habitudes et aux stimuli visuels. Ainsi, bien des gens vont automatiquement manger à midi pour suivre leurs collègues. Écoutez attentivement les signaux de satiété de votre corps, vous éviterez de vous remettre trop rapidement à table.

DES PROTIDES SANS GROSSIR

> Prenez des viandes maigres, comme la dinde ou le poulet. Privilégiez les morceaux les moins gras, comme l'escalope ou le filet et enlevez la graisse visible sur les bords.

> Optez pour des poissons maigres comme le brochet, l'aiglefin, la sole ou le cabillaud. Vous pouvez malgré tout vous offrir de temps à autre un poisson gras, comme le saumon ou le maquereau. La graisse du poisson contient en effet des nutriments essentiels importants pour l'organisme.

> Préférez des produits laitiers maigres, comme le yaourt allégé ou le fromage à 30 % MG (égoutté) et le petit-lait, qui est un pourvoyeur de protides pauvre en matières grasses, idéal pour un en-cas.

> Évitez de paner les produits au soja ou le tofu, ou encore de les accompagner d'une sauce grasse, vous feriez exploser le compteur à calories !

Rassasiée grâce aux protides

Ce sont les protides qui donnent le mieux la sensation de satiété. Un apport régulier étant vital, il est très bien régulé : si vous n'absorbez pas assez de protides, vous aurez faim et envie d'en consommer ; si vous en absorbez trop au contraire, vous n'en aurez très vite plus envie. Aussi, s'il vous prend l'envie d'un steak bien juteux ou d'œufs au plat, mieux vaut ne pas résister, car le corps connaît exactement ses besoins en protides et détermine son appétit en conséquence. Mais évitez alors d'exagérer avec les matières grasses !

LES BIENFAITS DU LAIT
Les matières grasses du lait sont très intéressantes, car elles ont la même valeur calorique que d'autres, mais rassasient beaucoup mieux et réduisent ainsi l'apport calorique.

Rassasiée grâce aux lipides

L'apport en matières grasses joue également un rôle important sur la satiété. Si nous absorbons trop de lipides, cela entraîne, après quelque temps, l'envoi de signaux de satiété au cerveau par certaines hormones. Ces lipides limitent par ailleurs la combustion des glucides, et freinent ainsi la baisse de la glycémie. Or, pour produire de l'énergie, les cellules de notre corps peuvent brûler non seulement du sucre, mais aussi les acides aminés des lipides.

Si le sang contient beaucoup de sucre, le corps commence par le brûler. S'il contient au contraire beaucoup d'acides gras, ce sont eux que les cellules utilisent pour la production d'énergie. Lorsqu'on absorbe des matières grasses, la glycémie baisse donc avec un certain décalage, et la fringale suivante est reportée d'autant.

Aussi, évitez de supprimer tous les lipides de votre alimentation, soyez une consommatrice avertie et suivez une règle simple : optez pour une consommation modérée, mais régulière.

Combinez également toujours les aliments riches en graisse avec des garnitures pauvres en calories, mais volumineuses, car la graisse occupe un faible volume et les signaux de satiété apparaissent alors plutôt lentement. Salade, crudités et légumes devraient par conséquent désormais figurer dans chacun de vos repas. Vous pouvez aussi prendre un potage léger avant le plat de résistance, l'effet est le même.

Les « bonnes » graisses

Les graisses qui rassasient particulièrement long-temps sont celles qui contiennent des acides gras à « chaînes courtes et moyennes ». Elles sont digérées différemment des autres : rapidement assimilées par le foie, elles sont immédiatement utilisées pour la production d'énergie. Elles réduisent la consommation de glucides et freinent ainsi la baisse du taux de glycémie. Elles déclenchent par ailleurs rapidement un signal de satiété par le biais d'autres mécanismes métaboliques. Couvrez votre apport lipidique principalement par des huiles végétales et de la graisse de poisson. Et renseignez-vous très précisément sur la teneur en matières grasses des différents aliments. Attention aux graisses cachées dans la charcuterie, le fromage et les produits transformés. Évitez les panures et les sauces grasses avec les légumes ou les poissons, pour ne pas les transformer en bombes caloriques.

ASTUCE

Manger tard le soir fait grossir, or, parfois, on ne peut pas faire autrement. Pour atténuer les « dégâts » sur votre ligne et aussi pour mieux dormir, pensez à faciliter la digestion après un dîner tardif : prenez des produits naturels qui stimulent délicatement les organes de la digestion (foie et bile, principalement), comme l'artichaut, l'anis étoilé, le fenouil, le cumin, l'achillée millefeuille, la menthe et l'absinthe. On les trouve sous forme de capsules, de gouttes ou d'infusions. Attention ! Prenez ces aides à la digestion avant ou immédiatement après le repas et non pas juste avant d'aller vous coucher. C'est la condition pour qu'elles soient réellement efficaces.

Les produits de régime donnent faim

C'est au supermarché que l'on commence à grossir. Nombreux sont en effet les gens à la recherche d'une alimentation hypocalorique qui se retrouvent chez eux avec de véritables activateurs de la prise de poids. On trouve sur le marché toute une série de produits de régime censés nous aider à mincir, mais dont il faut se méfier : souvent, ce sont de véritables pièges ! Évitez d'en manger, vous vous laisseriez facilement tromper ! Ne vous laissez pas prendre, notamment par les produits suivants :

> Les produits « light » ou allégés sont des imitations dans lesquelles des éléments caloriques (graisses le plus souvent) ont été remplacés par une matière de remplissage, généralement de l'eau, une imitation synthétique de la graisse ou encore un édulcorant. Mais tout organisme dispose de son propre système pour mesurer la valeur énergétique des aliments et constate la supercherie de ces produits hypocaloriques. La sensation de satiété ne parvient pas à s'instaurer et au bout de deux jours au plus tard, on tente avec un appétit démesuré de récupérer les calories manquantes.

> Lorsqu'on opte pour des produits allégés, on compense le manque de lipides par un apport accru en protides et en glucides. Lorsqu'on remplace le sucre par un édulcorant, on comble le manque de calories par un apport supplémentaire en glucides. L'excédent calorique est donc maintenu. Certains produits (presque) sans matières grasses contiennent autant de calories que les mêmes produits complets ; au total, on absorbe alors encore plus de calories !

> Les édulcorants sont certes des imitations hypocaloriques du sucre, mais pas forcément des amincissants. Lorsque la langue perçoit quelque chose de sucré, le cerveau « sait » que le taux de glycémie doit augmenter et il donne préventivement l'ordre de libérer de l'insuline pour faire baisser ce taux. Comme ces produits ne permettent à aucun glucide de parvenir dans le sang, ce réflexe conduit à la décomposition d'une partie des réserves de glucides du sang. Et lorsque la glycémie descend sous un certain seuil, la faim, voire la fringale, se fait sentir. Conséquence : vous vous mettez à manger.

CONSEIL

Plus il y a de variété dans l'assiette, plus l'appétit est éveillé, un effet que l'industrie sait parfaitement exploiter en créant sans arrêt de nouveaux « aliments ». Aussi, préférez les mets simples, pas trop richement assaisonnés, qui ne vous incitent donc pas à trop manger.

Comment déjouer les pièges du supermarché ?

Désignation	Ce que cela cache
Light ou allégé	Ce qui porte l'étiquette « light » ou « allégé » est laissé à la seule appréciation du fabricant, car ces désignations ne sont pas protégées par la loi. Un produit allégé peut être facile à digérer, léger et aéré, sans alcool, décaféiné, sans nicotine ou sans acide carbonique, mais pas forcément pauvre en calories. Cherchez donc exactement à quoi se réfère cette désignation ou laissez ce produit dans son rayon !
À teneur réduite en calories (basses calories)	Cette désignation est définie dans une directive européenne. La valeur énergétique de tout produit correspondant doit être inférieure d'au moins 40 % à la valeur énergétique moyenne d'un produit courant comparable. Des valeurs énergétiques maximales sont par ailleurs fixées pour certains produits.
Pauvre en calories	Cette mention ne peut être utilisée que si la valeur énergétique d'un aliment liquide ou solide est inférieure respectivement à 20 kcal (84 kJ)/10 cl et 50 kcal (210 kJ)/100 g.
Produits diététiques	Ce sont des produits alimentaires dont la composition a été modifiée par rapport aux produits normaux : ils peuvent être pauvres en sodium, pauvres en sel, riches en protides, sans gluten, et répondre à certaines contraintes alimentaires, notamment dans le cas d'allergies ou de diabète. En règle générale, ces produits ne sont pas « basses calories ».
Produits sans sucre	Cette désignation n'est pas définie sur le plan législatif. Elle indique seulement que l'on n'a pas utilisé du sucre ordinaire (saccharose). Mais ces produits peuvent tout à fait contenir d'autres agents sucrants, tels que glucose, maltose et fructose, ou des produits de substitution du sucre.
Produits de substitution (succédanés) du sucre	Le sucre est souvent substitué par le fructose, glucite (ou glucitol), maltitol, mannitol, xylitol ou isomalt. Ces substances ont l'avantage de ne pas être cariogènes (= favoriser les caries) et d'être décomposées sans générer d'insuline, ce qui empêche ainsi la sensation de faim. Tous ces produits (maltitol et isomalt exceptés) sont aussi caloriques que le sucre blanc et ne sont donc pas indiqués pour les régimes basses calories.
Édulcorants	Ce sont des agents adoucissants hypocaloriques dont le pouvoir sucrant est nettement plus élevé que celui du sucre blanc. Parmi eux figurent la saccharine, le cyclamate et l'aspartame.

Substituts de matières grasses : la formule miracle ?

Les concepteurs de denrées alimentaires proposent une solution séduisante à tous ceux qui ne veulent pas renoncer aux matières grasses : ils ont mis au point des substituts qui ont le goût des matières grasses, mais qui n'en contiennent pas et sont donc pauvres en calories. Mais si ces produits ont leur place dans le cadre d'un régime restrictif, il faut toujours, à terme, modifier ses habitudes alimentaires. On distingue trois types de substituts.

Substituts à base de glucides

Élaborés par exemple à partir d'amidon et de cellulose, ces produits ont une consistance gélatineuse. On les trouve dans de nombreux produits « light », notamment les sauces pour salades, les pâtes à tartiner, les crèmes glacées, les flans et autres desserts et pâtisseries. Dans la liste des ingrédients, ils se cachent sous la mention « amidon modifié ». De tels produits, par ailleurs digérés par le corps, permettent d'économiser jusqu'à 70 % de matières grasses. On n'a pas jusqu'ici noté d'effets secondaires indésirables.

Substituts à base de protéines

Ces substituts sont réalisés grâce à un procédé physique particulier, dans lequel des protéines sont fractionnées en très petites particules qui simulent le goût des matières grasses. Les produits de base, protéines de volaille, lait écrémé et petit-lait, sont additionnés d'eau, de sucre, de liants végétaux, de lécithine et d'acides. Ces produits, qui sont normalement digérés et ont une valeur calorique de 4 kcal/g, sont le plus souvent employés dans des desserts, des produits à base de yaourt, des sauces et des assaisonnements pour salades.

Graisses synthétiques

Ces substituts synthétiques sont élaborés par conversion chimique du sucre de canne avec des acides gras provenant de haricots secs de soja, d'huile de maïs ou de coton. Le plus connu, *Olestra*, n'est pas encore sur le marché français ; il n'est pas digéré et ne contient donc aucune calorie.

Effet secondaire gênant : ces produits donnent des selles muqueuses et liquides. Des réserves persistent, par ailleurs, à l'encontre de ces imitations de matières grasses : on pense qu'elles pourraient entraver l'assimilation des vitamines liposolubles et former des dépôts dans l'organisme.

Pilules coupe-faim, attention danger !

Tout d'abord, sachez que les pilules ne peuvent en aucun cas remplacer de bonnes habitudes alimentaires ! Bien au contraire : elles conduisent à adopter un mode d'alimentation négligent. Le sentiment de devoir faire quelque chose personnellement ne cesse de s'effacer. Les impulsions de l'organisme, comme le besoin d'exercice, sont carrément étouffées. Après les préparations vitaminées, poudres protéinées et autres produits « miracle », on trouve depuis peu des pilules anorexigènes censées ralentir l'assimilation des graisses, grâce à la substance active qui se fixe aux lipases dans l'intestin grêle, et qui les bloquent : ainsi, presque un tiers des matières grasses absorbées sont éliminées sans avoir été digérées.

Cette substance exerce par ailleurs une influence bénéfique sur le taux de graisse dans le sang. Tous ces produits apparemment bien séduisants ne sont cependant pas sans danger : lorsqu'on les ingère, des substances liposolubles importantes, notamment des vitamines, sont évacuées sans être digérées. Ces pilules sont donc délivrées uniquement sur ordonnance et dans les cas d'obésité majeure, après une visite médicale approfondie.

D'autres sortes de pilules sont censées couper durablement la faim en intervenant sur le métabolisme cérébral, de manière à donner à l'organisme l'illusion de satiété, même après l'absorption de petites quantités de nourriture. Cette substance aux nombreux effets secondaires, tels que fatigue, diarrhée, sueurs et nausées, a été interdite à l'étranger et en France.

L'INJECTION MIRACLE ANTI-GRAISSE ?

Depuis quelque temps, on évoque la « lipolyse par injection ». Solution moins intrusive que la liposuccion, elle fonctionne comme suit : une substance active appelée phosphatidylcholine est injectée dans les bourrelets, sous la peau, où elle est censée décomposer les dépôts graisseux aux endroits souhaités, tels que visage, ventre, hanches ou fesses. Attention : cette substance n'est autorisée que pour le traitement de l'embolie graisseuse, aucune étude contrôlée n'existe encore concernant l'action sur les graisses – alors qu'elle est déjà utilisée avec succès à cet effet. Mieux vaut dans tous les cas s'informer et consulter un spécialiste.

Les 10 règles d'or alimentaires après 40 ans

Des études scientifiques l'ont montré : les méridionaux ont une meilleure santé, une taille plus fine et une plus grande longévité. Les femmes souffrent par ailleurs moins de la ménopause. Tout cela est dû à une alimentation délicieuse et saine, caractérisée par beaucoup de bonnes habitudes : beaucoup de fines herbes, de fruits et de légumes frais ; beaucoup d'huile d'olive pressée à froid ; beaucoup de poisson et de fruits de mer et enfin, le temps et l'art de déguster. Dans les pays plus au nord, le quotidien est souvent dicté par les fast-foods et les produits tout préparés. Démarquez-vous et prenez la voie du bien-être avec ces 10 règles d'or.

1   Planifiez vos repas. Prenez un bon petit-déjeuner, de préférence avant 9 heures, par exemple un bol de müesli ou du pain complet avec du fromage blanc. Environ trois heures plus tard, prenez un petit en-cas, un fruit, un yaourt maigre ou deux petits gâteaux secs sans matières grasses. Essayez de ne pas déjeuner plus tard que 13 heures 30. L'après-midi, lorsque vous commencez à vous sentir fatiguée, prenez des aliments à haute valeur énergétique : des protéines et des glucides, par exemple, sous la forme de yaourts maigres ou de *cottage cheese*, accompagnés de fruits.

2   Le soir, essayez de dîner entre 18 et 20 heures, mais en aucun cas plus tard. Votre organisme aura ainsi suffisamment de temps pour brûler les calories. Le mieux est de prendre une soupe ou une salade, des légumes ou des pourvoyeurs de protéines, tels que de la volaille, de la viande maigre crue, du poisson ou encore des légumineuses. Essayez de ne plus rien manger ensuite, car c'est à ce moment-là que le risque de prendre du poids est le plus grand.

3   Buvez beaucoup d'eau, mais soyez modérée avec l'alcool. À chaque verre de vin, vous pouvez ajouter 100 calories à votre repas, et le double ou le triple à chaque cocktail.
Si vous aimez la bière, vous pouvez prendre le soir un verre d'une marque sans alcool, mais pas trop tard. La bière est un puissant diurétique qui évacue les déchets et les toxines de l'organisme. Les vitamines B qu'elle contient ont en outre pour effet d'activer légèrement le métabolisme.

4   Concoctez-vous une alimentation basses calories et variée. Achetez à cet effet uniquement des aliments à haute valeur énergétique. Mangez tous les jours des produits frais, notamment des fruits, des crudités et des salades, ainsi que des légumes et des pommes de terre. Vous activerez ainsi les capteurs de satiété de l'organisme. N'oubliez pas d'ingérer encore d'autres fibres alimentaires. En ralentissant l'assimilation des sucres, elles contribuent à stabiliser le taux de glycémie. Parmi les bons pourvoyeurs figurent le son de blé, de maïs ou d'avoine, la plupart des céréales, ainsi que les légumineuses séchées et la plupart des légumes cuits.

5 Si vous mangez au restaurant, n'oubliez pas que les portions sont prévues pour des hommes. Aussi, insistez bien pour avoir des parts plus petites : ainsi, vous ne serez pas tentée de manger plus que vous le souhaitiez au départ. N'hésitez pas à commander un menu pour enfant.

6 Mangez lentement et mâchez suffisamment longtemps. Les signaux de satiété ont besoin d'environ 15 à 25 minutes pour effectuer le trajet de l'estomac au cerveau. Si vous engloutissez votre repas à toute allure, vous allez à coup sûr manger trop et vous sentir ensuite désagréablement ballonnée.

7 Mangez régulièrement des fruits de mer et crustacés (crevettes, homards, écrevisses, huîtres et langoustines). Ces aliments contiennent de la taurine, hormone dont le rôle est important dans le métabolisme : elle participe à la production des acides biliaires et de l'hormone de croissance, substances qui activent la combustion des graisses.

8 Mangez le moins possible de sucre et de sucreries. Évitez à tout prix les « sucres rapides ». On les trouve non seulement dans tout ce qui a un goût sucré, mais aussi dans les aliments mous, comme le pain blanc, les fruits blets, les gâteaux, les plats tout préparés, les flans. Mais il y a pire encore : les associations sucres/graisses ! Avec elles en effet, les poignées d'amour sont assurées : les sucres rapides attirent l'insuline qui expédie sur le champ les matières grasses dans les cellules où elles sont emprisonnées. Les aliments qui font le plus grossir et que l'on mange souvent sans faire attention sont le chocolat, les chips, les pâtes à tartiner aux noisettes et au nougat, les liqueurs aux œufs, le tiramisu, le pain de mie et la baguette, notamment celle à la farine blanche.

9 Déjouez l'insuline qui transporte le sucre du sang vers les cellules, suivant un processus qui peut, lui aussi, donner faim. Grâce au sport, l'organisme génère une protéine (GLUT-4) qui assure cette tâche et envoie du sucre dans les cellules vides environ 2 heures encore après l'arrêt de l'activité physique. En mangeant des glucides complexes à haute valeur nutritive (pain complet, par exemple) immédiatement après l'effort, vous pourrez arrêter efficacement la faim, sans être prise de fringale par la suite. Mais si vous succombez à des frites mayonnaise ou à une délicieuse tarte, vous aurez toujours faim ou vous serez très vite à nouveau affamée.

10 Évitez les graisses durcies, résultant de la décomposition des graisses (graisses oxydées et acides gras trans). On les trouve dans la graisse chaude (friture), dans certains types de margarine et de nombreux produits tout préparés. Non seulement, elles génèrent des déchets néfastes pour votre ligne, mais elles sont un véritable danger pour votre santé, car elles favorisent tout particulièrement les maladies de civilisation comme l'infarctus du myocarde, l'artériosclérose ou le diabète.

Chez le même éditeur

> Bimbi-Dresp, *Pilates* (avec DVD)
> Bös, *Marche et course de fond*
> Caste, Mebazza, *Recettes gourmandes anti-âge*
> Caste, Mebazza, *Recettes gourmandes aux herbes*
> Collier, *Renaître grâce à une cure intestinale*
> Cuson, *Raffermir votre corps avec le yoga*
> Despeghel, *Objectif ventre plat*
> Elmadfa, *Valeurs nutritives*
> Fehrenbach, *Enceinte et en forme(s)* (avec CD)
> Grillparzer, *Brûleurs de graisses*
> Grillparzer, *La soupe magique*
> Grillparzer, *Maigrir sans avoir faim*
> Hainbuch, *Relaxation* (avec CD)

> Hederer, *Courir pour maigrir*
> Isacowitz, Clippinger, *Pilates. Anatomie et mouvements*
> Kolb, *Améliorez votre mémoire*
> Kunz, *Maigrir sans se priver avec le régime volumétrique*
> Lang-Reeves, *Avoir un ventre tonique*
> Letuvnik, *Améliorer votre silhouette : bras et poitrine*
> Letuvnik, *Améliorer votre silhouette : fesses et cuisses*
> Letuvnik, *Améliorer votre silhouette : ventre, taille et hanches*
> Mannschatz, *Méditation* (avec CD)
> Marckhgott, *Pilates* (avec CD)
> Marriott, *1001 recettes naturelles pour être en forme*
> Marriott, *1001 recettes naturelles pour rester jeune*

> Meier, Wolff, *Cardio-pilates* (avec CD)
> Pape, *Maigrir en dormant*
> Pospisil, *Le régime méditerranéen*
> Rüdiger, *Modeler son corps*
> Schutt, *Ayurveda. Se sentir jeune tout au long de sa vie*
> Schwarz, Schweppe, *Thé vert. Élixir de vie pour le corps et l'esprit*
> Templelhof, *Des articulations en bonne santé*
> Thust, Schlett, *Détox*
> Trökes, *Yoga pour le dos* (avec CD)
> Winkler, *Jambes, fessiers & abdos* (avec DVD)
> Winkler, *Ventres, jambes, fesses : intensif*
> Wolff, *Yoga pilates* (avec DVD)

Index

Crédits photographiques

Photos : Tom Roch
Autres photos : Gettyimages : p. 22 ; GU : p. 103, 106 (Studio l'Évêque, Harry Bischof), 104, 109 (Food-Photography Eising, Martina Görlach).
Illustrations : Terry Whelan

Traduction française par Claude Checconi

Principe de couverture : Claire Guigal

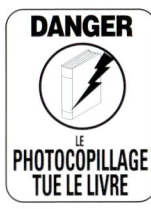
Pour l'édition originale parue sous le titre *Schlank ab 40* :
© 2012, Gräfe und Unser Verlag, Munich, Allemagne.

Pour la présente édition :
© 2014, Éditions Vigot – 23 rue de l'École-de-Médecine, 75006 Paris, France.
ISBN : 978-2-7114-2306-4

Dépôt légal : mars 2014

Imprimé en France par Chirat - N° 201401.0354

PEFC
10-31-1895